U0031738

你沒那麼堅強，只是習慣了偽裝

一本親密關係恐懼症 VS 迴避型依戀者的完全自救指南

蔡蘇燕——著

目錄

PART 3 你不用一個人面對一切——

PART 4 敢於依賴的力量——

PART 5 通透的人生不設防——

PART 6 告別依賴無能的自己——

前言
孤島上的「完美人生」

世界上有一種神奇的人，或許正在讀本書的你，或者你的伴侶，就完美符合了這種人的特徵。

他們眼中的「完美人生」是衣食無憂地生活在一座孤島上，一台電腦或者一部手機就能自得其樂。

他們陷入愛河的表現是：愛一個人，寧願晚上默默打開他的社交平台，一遍遍重複播放他愛聽的歌單，卻鼓不起勇氣發一則訊息給他。

在普通的社交場合，他們想要融入別人的圈子，卻害怕成為別人的負擔。對於別人主動的付出，他們承擔不起那份「恩情」，只能捂住耳朵，逃得遠遠的。

自己完成一件事的時候，他們披荊斬棘，但要他們主動請求別人幫忙，對他們來說卻是天大的難事。

也許你和他是多年的朋友，卻從來沒聽他傾訴過煩惱，說過什麼心裡話。他們的社交很有可能讓你感覺敷衍——彬彬有禮，但不包含任何實質性的交流。

在別人看來，他們是最堅強、最獨立的一群人，既不需要別人的呵護和照顧，也不需要最基本的陪伴。

這種人極有可能是心理學上所說的「迴避型依戀者」。他們不麻煩別人，卻被有些人看作「最可恨的一群人」。他們像黑洞一樣吞噬了你投入的情緒價值，卻沒有任何回饋。想要罵他們也找不到理由。他們整天都是一副無所謂的樣子，「只要不影響我，隨便你怎麼都行」。

這樣的態度讓你想發脾氣，又找不到爆發點，兩人之間的不滿難免愈積愈多。這些人消耗了別人，但自己從人際關係中獲得了什麼好處，或者感受到了什麼快樂嗎？

並沒有。對於兩性之間的好感，他們的期待類似於「我可以喜歡你，但求求你不要喜歡我」。如果你把他們當作重要的人，他們的第一反應不是感動，而是因為成為期待的對象覺得壓力倍增，因此想要快速逃離這段關係。

冷酷的外表之下，隱藏的是無法滿足的被愛的渴望和恐懼。他們不敢表達，不過是擔心自己的期待一次次落空。

痛的時候找不到肩膀，贏的時候沒有人鼓掌。堅強獨立的背後是抹不去的酸楚。他們誰都不願意虧欠，唯獨虧欠自己一段真實的感情。

沒有誰生下來就該是孤零零一個人。只是曾經的生活教會他們，人和人之間不可能相互依靠，心與心之間也無法真心傾訴。於是他們用厚厚的硬殼把自己的心包裹起來，自己去尋找生活的樂趣，遇到問題一個人解決，受到傷害一個人默默舔舐傷口。

這種過於獨立的心態是生活教會他們的。有時候他們會隱隱覺得失落，但自己都不明白為什麼。這些人一般不會主動改變。「是手機不好玩，還是串流平台不好看？」當你打破他們固有的生活模式，他們可能會皺著眉頭問你。

在現實生活中，迴避型依戀者的數量遠比我們想像中的要多。「宅文化」的流行、結婚人口的下降，愈來愈多的人覺得「一個人也不錯」，這些都可能是迴避型依戀的一種具體展現。心態的退縮讓他們沒有足夠的勇氣和力量，以及情感熱度，去負擔一段真誠的戀愛。

人生是一場不太漫長的旅程，一個人的心靈能夠品味的東西終究有限。也許，當你打開關閉已久的那扇窗，才會發現世界上最美的風景不是山川湖海，而是另一個人的心靈。

如果你或者你的伴侶是這種類型的人，那麼你不妨看看這本書。一本書的力量有限，不一定能改變誰，但至少能讓我們更瞭解自己。

看過一句話，想在這裡送給所有迴避型依戀者：

對抗過，勇敢過，相信過，釋放過，敞開真心給人們看過，也誠懇地訴說過，才是值得的人生。

PART

1

迴避「麻煩」是人生最優先的考量

他心中渴望被愛，

但害怕自己原形畢露後被對方拋棄。

「不需要愛」是種幻覺

愛永遠不會消失，而是一直存在於內心，在漫漫長夜中不停叩問著孤單的靈魂。

「我不需要愛！」這是某些個案最喜歡掛在口頭的一句話。實際上，任何人都需要愛，哪怕不是談戀愛，而是朋友之間的關心和溫暖。但有些人會把自己的獨立放在第一位，絕大部分事情都能自己扛下，不奢求別人的關心，更害怕麻煩別人。這些人心理學上稱之為「迴避型依戀者」。

人是社會性動物，怎麼會有人真的不需要愛呢？愛與被愛，正是人類區別於動物的能力。

事實上，迴避型依戀者壓抑自己愛的需求後，**愛不會消失，而是以一種更隱蔽的方式存在於他們的內心深處**，從意識層面進入潛意識。

有些迴避型依戀者會把自己的感情投射到「紙片人」、明星身上，他們的內心住著一個完美伴侶。多半是虛擬的，現實中不存在的。完美的伴侶在他們心目中是「白月光」般的存在，可遠觀而不可褻玩焉。他們雖然不接受親密關係，也不能忍受束縛，但還抱有期待。**他們只需要遠遠地看著、期盼著，就能有繼續做夢的機會**。這時候，他們對外的表現是冷漠和疏離，外人會認為他們難以接近，但實則他們內心是嚮往愛的。因為**對愛的嚮往，是一種自然而然的渴求**。

如果把被愛的溫暖比作食物，把對愛的渴求比作進食，**焦慮型依戀者和安全型依戀者，都能夠從意識層面知道自己餓了，不會壓抑這種感覺**。

焦慮型依戀者容易狼吞虎嚥，沒過幾分鐘就把食物吃光；而安全型依戀者則更為謹慎，他們多半會在吃之前先測試看看食物有沒有毒、想到未來幾天自己依舊會餓，想要把食物存儲起來慢慢吃。

迴避型依戀者們肚子也會「咕咕」叫，也會體力不支，但他們很難有意識地開始覓食。甚至，面對食物還會逃跑。說不定還會邊跑邊念「天上不會掉餡餅，這食物是有毒的」，看起來可憐又可笑。

當然，也不是說保持一定的警惕不對——安全型依戀者也會檢測愛的真偽，他們這樣做的時候，心態是開放的；但迴避型依戀者從開始就容易負面設想一段關係。

如果伴侶在未徵求他們同意和接納的前提下推進關係，他們會本能地推遠你，迴避過於親密的關係。**迴避型依戀者習慣把他人好意的「親近」和「關心」，錯誤地解讀為「打擾」和「控制」**，為了保護自身的「安全防線」而向後退縮。

與之相應，迴避型依戀者的情緒感知能力，多半處於落後的狀態。**換句話說，他們的外在變化和內在情緒反應是不同步的**，在這中間多了一個空白期。

比如說，某件事你徵求了他的意見，當時他沒說什麼，但事後卻因為自己沒有拒絕而懊惱，甚至為此生你的氣。

換句話說，他們的情緒反應視窗被堵死了，變成了「沒有感情的機器人」。伴侶需要關心的時候，他們沒辦法給予正常的回饋。與此同時，他們也最害怕伴侶的合理詢問，「你又怎麼了」「你說話啊」這樣的溝通口吻在他們的角度，是「咄咄逼人」。

對他們來說，即便是親密關係中的伴侶，每個人也應該管理好自己的情緒，而不是在生活中遇到任何小事都喋喋不休地訴說。但迴避型依戀者也沒辦法完全靠自己調整情緒，只是被落後的反應機制扯後腿而已。偏偏正是這種感情反應機制令迴避型人格看起來「情緒穩定」，所以經常被誤認為有著超乎常人的理性。

由於「理性（空白期）大於感性」的應對機制，使得他們在社交生活中處理感情問題遊刃有餘，大眾甚至會把他們誤認為是獨立、成熟的人。

迴避型依戀者自己也認可這種沉著冷靜、可以獨立處理問題的能力，甚至在親密關係中，他們還會借此獲得自我認同，演變成安全感的一部分。

他們的認知偏差直接導致行為異於常人，很難深入、長時間展開一段親密關係。但在經歷這一切的時候，**迴避型依戀自己卻體驗不到真正的快樂。他們經常會感到內心空蕩蕩的，無法真切感受到別人的愛**，又似乎總在期盼著發生著什麼。

我的一位個案說：「我可能太缺愛了，雖然想做好，但是因為缺得太多，所以不像別人發揮得那麼好。對我來說，壓抑自己的愛，並不會真的消失，而是轉化為更隱形的存在。不要問我為什麼不敢努力爭取，因為比起努力，放手讓我更輕鬆。」

所以，愛永遠不會消失，而是一直存在於他們的內心，在漫漫長夜中不停地叩問著孤單的靈魂。

別再用冷漠掏空人生

迴避型依戀者是怎樣一群人呢？他們看起來獨立、成熟甚至有魅力，但永遠和人生「隔著一層」。

對於迴避型心理沒有深入認知的人，往往是意識不到自己有迴避的傾向，即使意識到了也會用「我不夠愛他」解釋。

那麼，如何判斷自己是不是迴避型依戀者呢？本書為迴避型的人歸納了以下幾個明顯的特徵：

一、自我界限過於僵化，很少敞開自己的內心

你是否很難信任一個人，即使是相識多年的朋友，也無法對他敞開心扉？你是否經常壓抑自己的感情需求，即使面對喜歡的人亦是如此？你是否常常感到孤獨但又怯於尋找解決方法，因為害怕受到傷害？

如果以上的心態都符合的話，那就是自我界限僵化的表現。迴避型依戀者大多不擅長表達，這也是他們不願與你溝通的原因之一。更多時候他們不懂得如何正確表達。

不僅僅在戀情中，完全的迴避型依戀者在正常的人際交往中也是非常孤僻的；而不完全的迴避型依戀者往往只是在親密關係中表現冷淡，而在職場、人際關係中卻往往如魚得水，因為他們喜歡觀察別人，對人性的理解比較深入。

二、很難從固定的親密關係中獲得穩定感

迴避型依戀者也會喜歡上別人，因為他們的天性對親密關係有所嚮往，但是很少主動追求親密關係。不管是確定關係之初還是之後，都需要對方主動推

進關係。

即使迴避型依戀者真的與他人成了戀人關係，感情狀態開始穩定，但是過了一段時間，迴避型依戀者會本能地開始懷疑起這段關係的穩定性。換句話說，**他們不相信長久的親密關係是存在的**，他們普遍認為愛很短暫，不過是轉瞬即逝的煙火罷了。

由於這種心態作祟，即使他們遇到了值得堅守的親密關係，也會無法控制自己破壞掉這段穩定的關係。比如明知道長時間不回訊息不對，但就是不想回；又比如明知道談了這麼久的戀愛，面對關於未來的規劃時應該有所回應，但是就是不會回應。

讓人為難的是，**無法透過良性爭吵改變迴避型依戀者。因為他們非常害怕爭執**，只要發生爭執，他們的第一感覺就是「分別的時候到了」。

這是因為他們的內在保護機制啟動了，他們喜歡用迴避處理感情問題，只有主動離開伴侶，才會獲得「不被拋棄」的安全感。很多不理解迴避型依戀者的人，都會把這樣的行為誤判為對方「不愛了」的標誌，但對於迴避型依戀者來說，這只是他們固有的「親密關係是不穩定的」的觀念在潛意識裡暗暗作祟罷了。

於是悲劇像是巫師的詛咒般上演，在他們的人生中反覆出現。在我的經驗中，不少迴避型依戀者每次分手的原因往往如出一轍。

三、戀愛經歷很有可能很豐富

不要以為迴避型依戀者就是感情上的失敗者。在迴避型的人當中，戀愛經歷比你豐富的人應該不在少數。有人可能會好奇地問我：「你不是說迴避型依戀者比較孤僻嗎，那為什麼他們會有豐富的戀愛經歷？」

的確，迴避型依戀者總體給人的印象是孤僻，但你別忘了，在他們的認知裡，過於親密的關係等同於傷害，因此他們不斷開啟全新的親密關係，這是他們欺騙自己、逃避傷害的一種方式。

他們會在心裡告訴自己：「誰說我親密無能？我好得很，一直在談戀愛。」但其實他們和任何人都達不到真正親密的熱度，只是在親密關係的邊緣徘徊。

四、自我價值常常會擺在情感需求之前

迴避型依戀者普遍重視個人價值，與看重感情、重視家庭溫暖的焦慮型依戀者完全相反。由於極其重視自我的充實與發展，迴避型依戀者絕非一味聽從他人的「受氣包」，更不是喜歡逃避困難的「迴避者」，這是他們與「討好型人格」最大的區別。

他們大多在學業上、事業上能力超群，能夠迎難而上，甚至在很多事情中扮演主導者的角色。**只是不願意讓朋友、愛人走進自己的內心而已。**

五、害怕在情感上做決定

由於原生家庭的緣故，迴避型的人很少擁有自我決策權，哪怕是買一件衣服這樣的小事，也得經過強勢父母的同意才可以，有時候明明自己不喜歡，但也要為了父母的高興而委屈自己。

長期以來此種思維模式，使得迴避型依戀者在成年後，一方面害怕自己的自主決策權再次被奪走，另一方面害怕做決定，於是常常會陷入兩難的狀態。

所以，**迴避型依戀者，不少會有情感上的選擇困難症。**

由於在成長過程中很少得到認可，迴避型依戀者儘管非常優秀，也往往會陷入自卑。**他們認為自己不配得到愛，無法承受別人無條件對自己好。**

生日派對上，收到了好友送的禮物，普通人的第一反應是開心自己能被人重視；但是迴避型依戀者往往在收禮的一瞬間，腦海中就上演了一出關於該回禮的「內心大戲」了。他們覺得無條件的好是負擔，急於想要回報以減輕自己的「罪惡感」，但又因為不擅長做決定而陷入糾結。

在他們看來，無論買什麼都有可能不合對方心意，都不夠好。所以和迴避型依戀者相處的過程中，你應該明確表達出自己的需求，或者引導他來詢問你的意見。

六、傾向於對伴侶做出負面評價

迴避型依戀者更傾向於對伴侶做出負面評價，也很容易挑對方「毛病」。即使戀人給予支持、溫暖和關愛，他們依然毫不留情地對戀人加以貶損。

這種行為模式的根源在於迴避型依戀者很難相信穩定的親密感。當他們感受到戀人的真切關懷時，要麼視而不見，要麼**貶低戀人關愛的價值，以便保持心理平衡，讓自己不要欠太多「人情債」**，繼續排斥親密關係。

儘管如此苛刻，迴避型依戀者在與周圍人相處的過程中也會存在討好的一面，因為他們是比常人更加渴望得到他人的認可的，看起來對一切都毫不在乎的他們，內心深處對別人的負面評價極度敏感。

迴避型依戀者的這六大特點，讓他們既可恨又充滿魅力。這種心理和行為模式，既是人生中不斷積極開拓、取得成功的動力，但同時也是他們用「我不需要愛」的自欺掏空自己人生的萬惡之源。

「沒有那種世俗的願望」

迴避型依戀者的煩惱，其實是一種「世外高人」的煩惱。他們最容易面對的困境，是人生無所寄託，成為一個無牽無掛的「空心人」。

雖然「迴避型人格」和「迴避型依戀」都用到了「迴避」這個詞，但本書中針對的「迴避型依戀」，和「迴避型人格」在人際關係中的表現其實是有一定區別的。

有一句流行的話，用在迴避型依戀者身上再合適不過了，他們「沒有那種世俗的願望」。

同樣是厭惡社交，「迴避型人格」更在意他人的反應，很容易因此受傷。

「迴避型人格」害怕被拋棄的不安感，比迴避型依戀者更為強烈，因此會有與其是害怕失去對方，不如自己先離去的想法。比如《美女與野獸》中的野獸，他的苦惱就源於：**他心中渴望被愛，但害怕自己原形畢露後被對方拋棄。**

相比之下，迴避型依戀者展現出一種世外高人般的淡定，喜歡與人保持距離，對人際關係看得很淡。不管是「迴避型人格」還是「迴避型依戀」，假設他們仍然與另一半處在親密關係中，沒有爆發衝突，在步入戀愛的中後期階段，都會出現過度依賴的狀態。

一般來講，「迴避型人格」的人往往在對外關係和親密關係中，表現出兩副截然不同的面孔。有一副面孔是給外人看的，**為了刻意保持距離，往往會處處追求「標準答案」，戴著「好孩子」的面具**，儘管是出於自我保護的本能，但容易讓人感到虛偽，很難讓彼此的關係更進一步。

但是只要越過了這道防線，就能看見「迴避型人格」的人更深層的內心，他們會呈現出強烈渴求被愛與被認可的一面，當然也會對另一半提出更多的期待和要求，並常常會對自己所依賴的對象，拋出犀利和否定的評價。

與「渴望愛又害怕愛」的「迴避型人格」不同，在迴避型依戀者的世界中，很少會有產生糾紛的場合，因此也就很少會有煩惱。

迴避型依戀者的生活方式，就是以迴避那些令人煩惱的「麻煩」為最優先的考慮。如果親密關係沒有讓他們感覺到麻煩，他們會表現出和常人無異的狀態。當他們覺得親密關係是麻煩事後，才會開始選擇撤退，也就是不期待、不迎合的態度。

因此也可以說，「迴避型依戀」在關係中的潛伏期，會比「迴避型人格」更長一些。你會一直覺得迴避型依戀者是比較獨立、比較成熟的人，直到你們的關係夠深入後，才猛然發現迴避型依戀者的特殊。

「迴避型人格」因為對「他人是否能夠接受自己」過於敏感，所以會主動避免與對方的接觸。但是迴避型依戀者則不同，他們毫不在乎，無論是正面評價還是負面評價，他們的反應都很遲鈍。他們在人際關係（親密關係）和社會性等方面，採取的都是迴避的態度，只是維持表面上的禮尚往來。

這兩類人都缺少積極主動的意願和行動力，比起與他人親密交往，更喜歡獨處，非常不善於應對感情上的問題和交流，所以也不願意過多去涉及。

絕大部分迴避型依戀者對於私密空間的需求感很高，處理不當就會非常容易讓對方誤以為你處於防備狀態。

部分迴避型依戀者，表面看似高冷，實則對愛有著強烈的渴求，也就是所謂的假性獨立者，常常壓抑自己對親密關係的訴求，藉口不需要戀愛來逃避問題，所以對他們而言，進入一段親密關係是非常困難的。

最初受到外部傷害時候，迴避型依戀者會有理智的反應，看不出明顯的情緒表達。此刻，他們的情緒上就好像加上了一把「理智鎖」，冷得可怕。可是，情緒仍然會反撲。在後期受到傷害的時候，他們反而更容易用情緒化替代正常的分析應對，在戀愛中的表現為遇到問題，由換對象來解決，就是這種內在邏輯的外化。

很多個案都會說自己或是自己的伴侶是迴避型依戀者，他們在人際關係中往往有如下特徵：

○保持距離，不喜歡過於親密的關係。
○不信任或依靠別人，也怕別人依靠自己。
○很少主動。
○在關係中習慣放棄和退縮。

這些特徵可能讓他們為之自豪，也可能讓他們在現實中避免很多的麻煩和糾紛，但是也會導致錯過很多美好，失去很多朋友。

完全受不了，但是還想要

愈是在意，往往愈說不出口那句「我需要你」。

還有一部分迴避型依戀者的症狀更嚴重，心理學上稱之為「恐懼型依戀者」。恐懼型依戀是迴避型依戀的升級版。如果說迴避型依戀在親密關係中的表現是單純的逃避狀態，那麼恐懼型依戀可以算是迴避和焦慮的結合體。對於親密關係，他們看似完全接受不了，但是又非常渴望能夠得到。恐懼型依戀充分兼具了迴避型依戀對於親密關係的排斥，與此同時也具備了焦慮型依戀對於親密關係的嚮往和追求。

正是出於這個因素，恐懼型依戀者在關係中的表現是不穩定的，時而焦慮時而恐懼。

在戀愛關係中，恐懼型依戀者一直處於「來這裡——走出去」的循環中。和焦慮型依戀者一樣，他們渴望被愛的感覺，因此在面對有好感的異性的時候，會慢慢地靠近對方；一旦關係真的確立，他們與迴避型依戀者同樣的防禦機制就會被觸動，所以很有可能會透過冷落推開自己喜歡的人。

一旦對方離開了，他們內心的焦慮感又隨之而來，促使他們在有行動空間的前提下，再次去靠近所喜歡的人。**行為上的混亂是恐懼型依戀者的本能表現**。寫到這裡，我認為和恐懼型依戀者談戀愛，用「虐戀」二字形容再貼切不過了。

恐懼型依戀者有著較低的自尊心，同時也較為敏感。他們常常認為自己是不可能被人愛上的，認為自己不值得被愛。就算是遇到了願意為他們停留的伴侶，他們自己也通常會因為一些相處中伴侶為自己忍讓的小事而敏感自責，認為是因為自己的不完美才會讓對方受累。

他們很懊惱自己的表現，覺得讓伴侶遷就自己是一件不值得的事情。如果他們要拜託伴侶做些什麼，他們就會覺得自己是迫害者，而對方是無辜的受害者，從而導致他們自我印象中的個人價值感更低。所以他們在親密關係中若即若離，一驚一乍。很多時候源於他們懸而未決的恐懼。

他們不認為自己具有吸引對方的魅力，認為伴侶對自己的愛是有條件的。想要獲得對方的青睞，自己必須付出很多，表現得很出眾才可以。

這種過度尋求保護的行為常常會讓另一半感到不適，即使伴侶願意為他們去改變，恐懼型依戀者也會在負面懷疑中貶低自己的價值，提前抽身離開。

隨著多次對親密關係的無助感進行強化，最後會演變為習得性無助，使得他們放棄掙扎，進入無力的狀態。

總結下來，恐懼型依戀者的想法常常較為負面，認為自己不夠好，認為讓伴侶看到他們的缺點，就會被拋棄。

這是他們在想法層面的感受，同時他們對待事物的看法也同樣消極。**會傾向於貶低伴侶為他們做的改變，覺得自己不值得對方付出。**

我曾經遇過一個案例，個案就是典型的恐懼型人格，她在諮商的過程中和我說得最多的話就是：「老師，我好害怕他現在這個樣子是完全不值得的，我害怕復合後，我仍然會讓他失望，我現在看到他努力一分，我就自責一分，我都不敢腳踏實地地接觸對方。」

迴避型依戀者若感覺到兩人在一起處於，不自然的感覺，就會讓他們想要逃離；而恐懼型依戀者，對於親密關係是處於恐懼的狀態，他們不但擔心自己會受傷害，同時擔心另一半會也會受到傷害，所以想要逃離。

迴避型依戀者通常害怕做決定，常常會因為需要自己做出選擇而陷入逃避的狀態。而恐懼型依戀者恰恰相反，他們習慣於替伴侶做決定。恐懼型依戀者如果認為和你的關係無法繼續下去的時候，他們往往會主動提出自己終止關係。

此外，恐懼型依戀者和迴避型依戀者又有相似之處——在親密關係中都不善於言談。愈是在意，往往愈說不出口那句「我需要你」。

當對方表現出親近或對他們的關心和愛意的時候，恐懼型依戀者也**很少描述自己的感受和需求，習慣用敷衍或若無其事來掩蓋自己內心的不安，轉移對方的注意力**。希望對方不要過於在意他們；當他們出現焦慮的心態，害怕對方要離開的時候，也是透過無關痛癢的話表達。

恐懼型依戀者**習慣性地隱藏痛苦，並否認自己的脆弱**。即使他們需要情感上的支援，也不會明說，而是運用間接的方式表達，希望對方能夠「猜」到他們的想法。生悶氣、抱怨、暗示、轉移話題是常有的事。在溝通的過程中，不斷刪除已輸出的內容，最後放棄溝通，給人留下遲鈍或防禦的印象。

〈四種類型對照圖〉

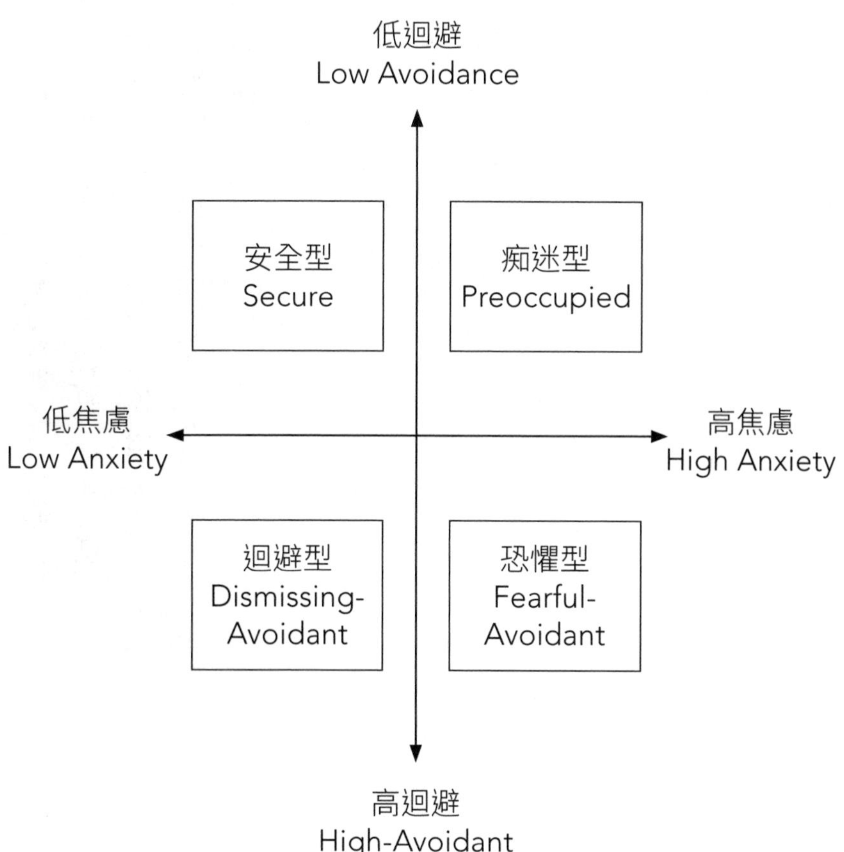
低迴避
Low Avoidance
安全型
Secure
痴迷型
Preoccupied
低焦慮
Low Anxiety
高焦慮
High Anxiety
迴避型
Dismissing-
Avoidant
恐懼型
Fearful-
Avoidant
高迴避
High-Avoidant

即使你想用面談的方式來解決問題，他們也很難會配合，把話題引入深處，只會流於表面，讓另一半常常會有一種無奈感。

恐懼型依戀是更深層次的迴避型依戀者。不過，他們反覆糾結既掙扎又渴望的心理，和迴避型依戀者本質相同。如果你能走出迴避型依戀，恐懼型依戀也自然會迎刃而解。

你是不是迴避型依戀者？

透過影片
了解更多……

PART

2

既冷漠又癡情的一群人

他們無法接受自己的缺點，
不敢袒露自己脆弱的一面。
甚至連真實的憤怒也被他們視作失控，
進而當作弱點，小心翼翼地加以隱藏。

所謂的「對的人」，只是自己騙自己

別說談戀愛了，他們連一個交心的朋友都沒有，卻始終用「還沒有遇到對的人」來欺騙自己。

迴避型依戀者的迴避是發自內心的防禦機制，和是否有喜歡的人沒什麼關係。我遇到過部分個案，當他們迴避狀態比較嚴重時，連面對喜歡的人，也會由於自卑感作祟，發自內心地感覺自己配不上對方。

有些人在沒有確定親密關係的時候，就因為自卑而產生畏懼心理，甚至連親密關係本身都讓他們感到恐慌，這種人被稱作「完全的迴避型依戀」。

另一些人在親密關係確立前，能表現出和正常人一樣的相處方式，能積極和你聊天、嚮往肢體接觸，有正常的社交圈，甚至讓你完全察覺不到任何異樣，直到確定關係後，才會開啟迴避機制，這種人被稱作「不完全的迴避型依戀」。

迴避型依戀者有的表面上看起來交友廣泛，是社交活躍分子；也有不少人結婚生子，過著安穩的家庭生活。但他們都有一個共同特點：**他們的內心中最隱祕的領域是關閉的，他們身邊找不出一個稱得上「摯友」**的人，跟家人也很少進行深層交流，只是一味沉浸在自己的世界。

之所以關閉內心世界，還是因為這些人的自卑心理在作祟。**他們無法接受自己的缺點，不敢袒露自己脆弱的一面。甚至連真實的憤怒也被他們視作失控，進而當作弱點，小心翼翼地加以隱藏。**

這些人從一開始就認定絕對不能依靠別人，潛意識中總覺得如果不小心示弱，不是被批評就是導致更糟的結局。這和原生家庭的養育環境，或他們長大後的生活環境有關，二者要麼全部兼具，要麼就一定占其一。

去年我遇到的一位個案，她的丈夫是完全迴避型依戀者。

他對待親密關係冷漠疏離，連普通的人際交往也無法順利進行。常常獨來獨往，難以信任他人，儘管已經擔任公司高層，也只和一些人維持浮於表面的人情往來。

在個案的描述中，我挖掘了她丈夫的成長環境，才得知他從小就是在高壓式教育中長大的。十八歲到美國讀書，從此開始自己照顧自己的獨身生活。之前他曾經談過兩次戀愛，最長僅持續了三個月。在國外，他無親無故，在父母的期待中一直「報喜不報憂」，遇到再困難的事情也只能自己解決，因此心理負擔很重，漸漸形成了迴避型依戀的性格。

我問我的個案，為什麼會選擇和這樣的男人結婚？她的回答是：「談戀愛的過程中，他對我幾乎可以說是言聽計從，我說的話他向來都是全盤接受，我覺得他很體貼，處處都能考慮我，那時候家裡也在催，於是就結婚了。」

但是在婚後，她卻感到老公對自己的附和更像一種敷衍，每次試著和他聊一些深層話題，都無法進展下去。久而久之，她感到和他在一起很累，更像一個室友，而不是真正的家人。不管怎麼努力，家裡都沒有應有的溫暖。所以她走入了我的諮商室，想知道問題出在哪裡。

選擇步入婚姻前，真的要清楚地瞭解對方的為人，確定相處模式是否合拍，多接觸瞭解一段時間後再考慮結婚，才是對終身大事負責。

迴避型依戀者由於不敢示弱，必須時常處於「游離／逃走」的狀態，才會感到放心。在嬰幼兒時期曾被忽視的迴避型依戀者，特別容易出現這種傾向。

這種感覺就好像流浪狗被人飼養後，有了可以居住的狗屋，但還是會感到局促，結果仍然跑出去回歸流浪生活一樣。

對於迴避型依戀者而言，確定關係、結婚生子等喜事，就等同於剝奪自由的枷鎖。即使按照社會的常理與世俗價值觀生活，他們內心深處還是覺得很勉強。從另一種意義來說，曾經被過度掌控的迴避型依戀者，也會抗拒責任與負荷。對於這種類型的人而言，他們像拉車的馬，不斷被鞭打著往前走。

他們在童年快要結束時，就已厭倦受人掌控的生活，長大之後還是認為無論自己做什麼，只要失敗就會遭到斥責，從而養成少做少錯的思考及行為模式。因此，迴避型依戀者往往怯於挑戰新鮮事物。

整體來說，無論是完全型還是不完全型的迴避型依戀者，只要有穩定安全的依戀形式，即使生活上遇到問題或難以適應社會時，產生的問題較小，也較容易發揮自己原本的特長，使人生走向順利的道路。所以，早日建立穩定安全的依戀模式，對他們而言是非常重要的事。迴避型依戀者很難找到另一半，並不是因為「沒有遇到對的人」。

意識到真正的問題所在才是改變的第一步。

那個折磨你的人，其實比你還痛苦

忽冷忽熱、若即若離的人太討厭了。但具有這種外在表現的人，也可能出於幾種不同的心理狀態。

現在流行一句話：「他只是沒那麼愛你。」這句話暗含的意思是，如果對方不打電話，不約你出去，那麼他其實不是沒有時間，僅僅是沒那麼愛你。言下之意，還是早點放棄這個不夠愛你的人吧！

但本書要告訴你，還是要仔細甄別，不要簡單粗暴地把這些行為解讀為「對方不夠愛你」的訊號。有可能這個讓你抓狂的對象，內心正在經歷一番你難以想像的磨難。

有一種可能是，對方是迴避型依戀者。你和這種人戀愛時，絕對能夠感受到一種既親近、又疏離的糾結感。首先是情感上的親近。不少人在和迴避型依戀者的交往前期，都會誤以為他們是安全型依戀者，因為他們要溫柔有溫柔，要體貼有體貼，甚至會讓人暗自竊喜自己竟然能夠找到這樣一個「靈魂伴侶」。作為當事人是絕不會懷疑對方不喜歡你的。

其次是親近之後的疏離。等到相處了一段時間後，你們確立了關係，身體上有了進一步的接觸，此時你希望對方比以前更關心你，但他們卻做不到，甚至連之前的程度也做不到了，開始時不時地把你推遠。

他們會推掉約會，動不動兩三個小時不回訊息。你開始慌張，用講道理或責備的方式表達自己的不安，一旦你這麼做了，對方會把你推得更遠，甚至一段時間內不再聯絡。

過程中，迴避型依戀者會因為愧疚，時而對你特別好，時而又完全不理你，表現出一副若即若離的姿態。你會體驗到坐雲霄飛車般的刺激感，也會覺得對方和你談戀愛，談得很糾結，好像很喜歡你，又好像不喜歡你。如果你有這種疑慮的產生，對方的迴避型依戀的人格特徵，就坐實無疑了。

當他們這樣做的時候，其實除了對你造成困擾之外，自己的內心也在經歷著一場暴風雨。如果你瞭解到了這些就能明白，這種情況不是出於對方的惡意，也能更從容地面對。

迴避型依戀者為對方造成的困擾，常常被誤會成以下四種情況。

◎和花心的區別

我們常說的「花心」，在以下四點和迴避型依戀不同：

①通常「花心」的人在遇到你之後，對你展開窮追猛打的追求，對你迅速示好，似乎非常急迫地想和你擁有未來。

——迴避型依戀談到未來往往三緘其口。

②當你開始對「花心」的人感興趣的時候，他們開始向你提出一些不合時宜的話題來試探你的底線，直接或暗示你他們看中了什麼，要你送給他們。

——迴避型依戀者往往不喜歡麻煩人，更不會想要欠你的情。

③「花心」的人形象往往過於完美。你喜歡什麼樣子，他們就能變成什麼樣子。

——迴避型依戀者一如既往，不會為其他人做任何改變。

④「花心」的人在關係的甜蜜期過後，會找各種藉口開始冷落你，讓你患得患失，有時候還會消失很久，然後再跟你編個藉口，實際上是自己找空檔另尋新歡。

——迴避型依戀者則有可能無法進入關係的甜蜜期。

◎和不夠喜歡的區別

不夠喜歡的你的人，聊天時絕大部分資訊都是採用「嗯」「哦」「好的」等敷衍性回答。相處的階段，沒聊幾分鐘，對方就沒了影子。單方面不主動、不配合，整段關係全靠你一個人「死撐」。

迴避型依戀者則不同。一開始你幾乎察覺不到他們的異樣，甚至把對方當作正常人去對待，感情升溫的階段，通宵聊天都屢見不鮮。在沒有矛盾前，比如，另一半開始懷疑對方不夠愛自己，通過一些激進的方式獲得迴避型依戀者的關注，絕大多數情況下，迴避型依戀者和你聊天的態度一定是積極的，但也不排除會出現「搞失蹤」的情景。也就是說和迴避型依戀者戀愛，在聊天積極度方面，總體上呈現出上升趨勢，但也會忽高忽低。

我的經驗中過另一半想要推進關係，迴避型依戀者就馬上撤退的案例，通常占20%左右。但我發現這樣的案例都有個前提，要麼就是迴避型依戀者都還沒承認和對方是戀人的關係，要麼就是相處時間過短（一個月到三個月以內）。

這時候另一半想要拉近距離，因為沒有合理的人設，或相處時間不長，迴避型依戀者通常頭一次就會開始撤退。還有一類情形是另一半想要推進關係，迴避型依戀者剛開始會說服自己配合，但實踐一陣子後，發現自己無法配合好所以導致撤退。這樣的案例通常占80%左右。也就是說迴避型依戀者嘗試過努力去改善兩人的關係，但是可能對方引導方式的問題，導致迴避型依戀者在實踐過程中還是摸不著頭腦，後期被動和逃避的表現。

在這個過程中，我們既能夠感受到他們渴望情感上的親近，但行為上又時不時把對方推開。當你感受到他們的糾結時，對方就是迴避型依戀者無疑了。

◎迴避型依戀與性單戀的區別

某個人之前喜歡你，但只要你表現出喜歡他，他就會討厭你。世界上有這樣的人嗎？有。我們把這種類型定性為性單戀者，而非迴避型依戀者。

性單戀則特指愛情關係方面，會討厭所有愛上他們的人。它是「無浪漫傾向」中的一種，指的是對某人產生愛戀，卻不希望獲得來自對方的情感回應。性單戀者的愛是矛盾的：一旦有人對他們表達愛慕之情，不管他們之前對你是什麼感覺，馬上會開始想要逃離。

我們之所以分不清迴避型依戀者和性單戀者，是因為他們都表現出一個共同點：當你感覺可以和對方進入一段親密關係時，他們都是採取了一致的迴避行為。但迴避型依戀者和性單戀者是不同的。

因為對於性單戀者來講，一開始當他們遇上喜歡的人，希望能夠從對方那邊獲得正面的回饋，得到積極的感受。這個時候，對方對他們而言有存在的價值。就像你很喜歡一個名牌包但沒錢買，但**每次逛街路過櫥窗時都會很在意它。當你有一天攢夠錢買下了它的時候，就會失去對它的興趣**。

性單戀者也是一樣。當別人也喜歡自己時，就無法繼續獲得從對方身上產生的積極的自我滿足感。這就等於你已經買下了那個名牌包，失去了興趣，就會覺得自己開始沒那麼喜歡了。

當性單戀者單方面喜歡一個人的時候，會充滿活力，感覺整個世界都是美好的，就像打遊戲闖關那樣，充滿幹勁。但等到真的有一天把關卡全部闖過了，這個遊戲也就失去了它存在的意義。

迴避型依戀者往往迴避的是別人過於靠近的關心和親密。比如**所有的迴避型依戀者一定會本能地抗拒親密關係，但他們並不一定會抗拒親情和友情。**

這是因為愛情給他們帶來的連結是最為緊密的，而友情和親情相對寬鬆。我也遇到過一部分個案，他們的迴避僅僅針對戀人，但和家人、朋友，卻能如魚得水。

大部分迴避型依戀者都有一個創傷性的原生家庭，要麼是父母沒辦法給予他們想要的關愛，要麼是父母有著強勢的控制欲，雖然有關愛，但沒辦法滿足他們內心真正的需求。

他們極度缺乏安全感，不信任親密關係，也不相信自己能擁有穩定的關係。他們不相信別人，只相信自己。所以他們要從別人身上索取，來證明別人是安全可靠的。但是當你對他們產生親近感，他們反而會感覺到自己的領地被入侵了，然後就會拉開自己和他人的距離。

迴避型依戀是一種「貧窮」的人格，內心並不富足，僅僅為了保護那一點可憐的「財富」（安全感、獨立感、自我空間等），就斷送了一段本可以正常

發展的關係，在常人眼裡都是無法理解的。

如果你能夠做好打長期戰的準備，和他們的關係是可以慢慢升溫的，讓他們相信你不會傷害他，依舊是有機會打開他們的心門，促成一段穩定關係的發展。

有經驗的人，可以明顯察覺到他們對別人「情感上的親近和行為上的疏離」的這種糾結。並且他們的迴避行為多半是在確定戀人關係後才會開啟。

◎與情緒不穩定的邊緣型人格障礙者的區別

邊緣型人格障礙（簡稱BPD）的典型特徵為「穩定的不穩定」。主要包括不穩定的情緒、不穩定的自我意識和明顯的衝動性。

我的同事小白與一個在相親網站上認識的男生認識有半年多了，之所以用「認識」，而非用「交往」一詞，是因為他們並未真正交往過，他們是在相親網站認識的，那就意味著二人關係的開始是以「婚姻」為目的。

小白和我說可以肯定他確實是單身，然而每當兩人的關係有了那麼一絲曖昧時，對方就會消失不見，手機設置為隱藏她的電話號碼，各種社交軟體也是灰色，就像人間蒸發了一樣。

關於這位未曾謀面的相親對象，小白和我抱怨了好一陣子。等到小白對男生的態度感到不耐煩，在各種通訊軟體上刪除了他時，奇怪的事情發生了，這位男生又會鍥而不捨地開始「追求」她，反覆加她的 Line，竟然堅持近半年的時間。

有一天，小白和我談論時，終於做了個決斷。

她認為：「對方的條件也不差，身邊應該是不缺女人，既然在我身上花這麼多時間精力，應該是真的喜歡我吧？我爸媽最近催婚催得急，還是給他個機會吧。」

於是兩個人相約出來吃飯，順其自然地，男生向小白表白了，說了很多讓人感動的話。似乎事情發展到這裡，絕大部分人都認為這段關係已經要走到戀愛階段了，然而出乎意料的情況再次逆轉，表白事件過後，兩個人的關係卻絲毫沒有進展——他們並沒有自然過度到談婚論嫁的階段，就像是那天的燭光晚餐和動情表白從未發生過一樣。

他們至今還保持聯絡，在工作上，男生總是及時提供許多幫助，然而卻不談感情。小白現在知道不能再在社交軟體上再次封鎖他，以免再被瘋狂「追求」，但二人的關係也不能再進一步了。

看到這裡，也許會有不少人覺得小白的這位相親對象人品有問題。但是這位男生和小白相處中又絕對做到了盡心盡力，他之所以會有這樣的行為表現，多半是邊緣型人格障礙所導致的。這種人的特點是：

- ○不太清楚自己是誰、是什麼樣的人，對自我認識經常搖擺。
- ○總是有一種持續、無法擺脫的空虛感。
- ○總是擔心自己被拋棄，往往因此做出很多衝動極端的行為。
- ○有時候會過於理想化一個人或者自己和對方的關係，有時候又忽然對對方或彼此的關係非常不認同、貶低、甚至厭惡。
- ○易怒，有時候控制不住憤怒，有攻擊性。

你可以把這些看作對邊緣型人格障礙的一種感性的認識，當然，並不是有上述行為和感受的人都真的患有ＢＰＤ，如果需要，請去找專業的心理醫生進行診斷。

就如我上文說的那位讓人摸不著頭腦的男生，他真的有病嗎？我沒和他親自接觸過，不好準確的判斷。但是根據同事小白的描述，我可以斷定他很可能是邊緣型人格障礙者。當時也和小白說過這種想法，但是小白那時候被爸媽催得太急，才接受了這位男生的表白。

邊緣人格障礙者也有很多不同的類型，有的人在憤怒方面表現更顯著，有的人則在空虛感、自殺想法方面表現更嚴重，有的人在「時而理想化他人，時而貶低他人」的方面表現更嚴重。

總體來說，他們最容易表現出以下四個方面的問題：

○ 情緒激烈變化（尤其是親密關係中對另一半的感受）。

○ 人際關係容易有衝突，甚至「狂風暴雨」。

○可能有衝動性自毀行為。
○缺乏清晰的、前後一致的自我認知感。

邊緣型人格障礙者很常見的一個問題是自我認同的障礙，也就是說，他們會時而覺得自己像明星一般光芒萬丈，時而又覺得自己像路邊的野花野草一般一文不值。

這樣反覆、差異過大的自我認同，導致他們時而自信、時而自卑，時而自尊自愛、時而自暴自棄，讓身邊的人，尤其伴侶產生很大的不適。

同時他們常常分不清真實感受與想像出來的場景感受的差別。他們也不相信自己的感受，明明對某事的感覺非常不好，卻認為這是應該的、正常的，還是會繼續去做那件事，但事後又感到痛苦，那時候他們感受到的痛苦已經超出常人能理解的範圍。

邊緣型人格障礙者情緒極度不穩定，上一刻還在喜笑顏開，下一秒就開始痛哭流涕。他們往往無法控制自己的情緒，到了負面情緒來到的那一刻，往往是任由情緒控制自己（正常人往往會成為情緒的主人，而邊緣型人格障礙者則恰恰相反），瘋了一般地把想做的事情和想說的話，一股腦地不顧後果地傾瀉出去。事後等他們清醒過來，又會覺得很懊惱自己的行為。可是下一次他們還會繼續那樣做。

邊緣型人格障礙者在愛情中，最常表現出來的就是反覆無常，他們對愛有著一種近乎饑渴般的渴望，所以常常會奮不顧身地、像飛蛾撲火般地撲到他們認為理想的愛情中去。

然而當這段感情趨於穩定，他們就會開始患得患失，既怕靠得太近會遭受被拋棄的痛苦，又怕離得太遠讓他們感受不到愛意，因此親密關係的分分合合是常見的表現。在這樣反反覆覆的自我折磨中，空虛感也就隨之而來了。這種空虛並不是無聊，而是與孤獨和需求感相關聯。

邊緣型人格障礙者和迴避型依戀者的明顯區別就是——情緒的穩定性。前者的情緒是一條忽上忽下的波浪線；而迴避型依戀者的情緒則是一條水準的直線，他們對你的迴避是一種趨於穩定的狀態。

邊緣型人格障礙其實就是內心的空洞太大、太深了，才導致在行為和情緒上有這麼多的問題。只要意識到了問題並且願意下足功夫解決它，生活是能夠步入正軌的。我們談到上面這四種類型，只是為了和迴避型依戀者做出區分，它們本身不是本書討論的範圍。

如果你真的遇到了迴避型依戀者，或者自己就是迴避型依戀者，要相信這種情況是可以緩和的。你可以做的是，在穩定當下依戀模式的基礎上，努力朝著安全型的方向發展，但做不到也沒關係。

也就是說想要「治癒」迴避型依戀，我們應該在尊重對方迴避型依戀者的基礎上，盡力把他們的行為模式往安全型上面引導，讓他們多模仿配合後形成習慣，進而達到改變的效果。

被「善意虐待」過的人們

為什麼人們那麼討厭「我是為你好」？

迴避型依戀的形成是複雜、多因素的過程，分別為家庭因素和後天環境因素。由於每個人的後天環境因素各不相同，家庭因素則更有規律，主要是幼年時的成長環境，也就是原生家庭來討論迴避型依戀的成因。

嬰幼兒時期表現出的迴避型依戀，往往都是因為被忽視或長期處於關心不足的環境所導致的。也許，你曾經經歷過一段被關愛的時期，後來這份關愛卻消失了。這種已經失去的擁有，有可能誘發迴避型依戀的形成。尤其是在一些離異重組的家庭更容易出現這種現象。

當他們心目中「不再渴求被愛」與「過度渴求被愛」的願望發生衝突，就有一定機率成為迴避型依戀者。

另外還有一種情況是，父母很遷就地給予照顧，但是由於父母自身屬於不穩定的依戀類型，孩子也會有可能成為不穩定的依戀類型。當迴避型依戀者的需求被及時給予的時候，他們心目中才會產生安全感，才能慢慢形成穩定的依戀關係。

迴避型依戀者的安全感要靠外部的力量補足，讓他們慢慢地信任關係，從而能夠相信關係。最後還有一類原生家庭的影響，也是導致迴避型依戀者性格養成的原因。那就是完全不顧本人的意願，父母單方面地給予過高的期待和不適宜的照顧。比如你完全不冷，但是照顧者覺得你很冷，就不斷地加衣服；再比如你喜歡小提琴，父母卻粗暴地認為那是「不務正業」。

在一些家庭中，父母和孩子之間僅存在「應答式回饋」。但穩定的依戀關係，需要本人有需求時，給予共鳴性回饋的基礎上才能形成。如果是動物也許只需要「應答性回饋」就足夠了，但是我們是情感高度發達的人類，對於回饋有著更高的需求，那就是「共鳴式回饋」。

共鳴性回饋指的是在接受你提供的資訊時，對方不單單能夠給予結果回

饋，還要能夠體諒你的心情。當你感到悲傷時給予理解；當你感到快樂時給予強化，而非「潑冷水」。如果回應方完全無法體諒你的心情，即使回應方這麼做是出於「為你好」的善意，但是對於迴避型依戀者來說，他們會覺得自己的個體獨立性受到了傷害，只能感受到痛苦和受挫。

此外，雖說是善意但最終變成了近似「虐待」的感覺。近幾年我瞭解到的迴避型依戀的成因中，這種「善意的虐待」，也扮演了重要的角色。特別是在獨生子女的家庭中，如果父母的期待和完美主義過於強烈，或者父母很不擅長理解孩子的心情的話，也很容易發生這種善意的虐待，而孩子成人後和父母的關係就容易比較疏離。如果是有可逃避餘地的人，那麼這種傷害還會比較淺，但是對於「親子關係」這樣「密封」的相處模式來講，當事人是很難有可供逃避的餘地。

因為一直在父母的強迫與支配下長大，他們成年後，通常喜歡上離家較遠的大學，表現得較為叛逆，以便儘早從眼前的不快生活中逃離出去。

我講這些不是為他們開脫，只是希望站在比較客觀公正的角度幫助大家瞭解他們，希望做了父母的人，用更科學的方式和孩子溝通。

你只是看起來在換位思考

迴避型依戀者經常給人一種不懂換位思考的感覺，這是因為他們的思考只是簡單「換位」，並不改變思維模式。

迴避型依戀者在親密關係中最常見的表現是，另一半也許是今天遇到了別人的打擊、也許是處於情緒的低潮期，當需要迴避型依戀者照顧他們的負面情緒（委屈、低落、難過、痛苦）時，迴避型依戀者通常的回答是：「你讓我再想一想」「我不知道該怎麼辦」。

這個時候需要被關注的另一方，會幫迴避型依戀者貼上「自私」「冷酷無情」「不懂得換位思考」的標籤。從他們的視角來看，自身的需求沒有得到來自迴避型依戀者的回應，貼上這類標籤完全是人之常情。

迴避型依戀者有時候不是不會換位思考，而是由於他們的情緒感知能力落後，因而錯過了「需要體諒和理解對方」的時機。

但從迴避型依戀者內心視角出發，由於長期對於情緒感知遲鈍，導致他們在面對這種「突發狀況」時，多半會處於更加延遲的行為模式。比如，直到半個月過去了，迴避型依戀者才把當時的事情翻舊帳，才會真正地關注到你那時候的需求，問一句：「你還好嗎？」

通常在分手的時候，迴避型依戀者會拿生活中那些被你早就遺忘的小事舉例，當作「想要分手」的證據。有好幾個個案就出現過類似的情形。

有一位個案說，她覺得男友對她有一些誤會。在熱戀期，個案曾多次誇過對方長得帥。後來看到對方的身份證照片，在這張照片上，對方看起來比現實中胖一點，她說了對方一句「有點可愛」。當時這件小事，她也沒放在心上。

沒想到在分手的時候，這件早就被她遺忘的事情，讓對方一直耿耿於懷，對方認為女生早就沒有那麼欣賞他了。本該當時就發洩出來的情緒點，直到分手的時候才向對方指出，這種「延遲宣洩」，一方面因為迴避型依戀者會傾向於為伴侶的行為貼上負面標籤；另一方面因為他們的情緒感知能力落後。

有的時候，迴避型依戀者真的不會換位思考。他們通常習慣於活在自己的小宇宙裡，很難感知到對方的情緒。即便是感知到了，也會把自己的冷漠強加到對方的身上，認為對方也應該這麼做。

比如伴侶生病了，原本他們應該關心一下。對於多年來習慣自己照顧自己的迴避型依戀者來講，他們換位思考了一下，認為對自己來說，生病不是大事，對別人來說當然也不值得一提。

伴侶下班回家晚了，需要他們問一句「你安全到家了嗎」，而這對於「獨立自主」的迴避型依戀者來講，這太做作、不必要，造成了另一半的委屈。**迴避型依戀者絕大多數時候，都是完全從自我的單一視角出發進行換位思考**，對方的核心需求，往往並不是他們能夠想到的答案。諮商案例多了後，我就能夠發現50％以上分手的根源都是「當事人感知不到對方的核心需求是什麼。」

自己熟悉的事情就認為對方也應該熟悉；自己認可的東西就認為對方也應該認可。和別人溝通的時候，**會不自覺使用大量自己習以為常的觀念，向對方傳遞資訊，不管對方是否能夠接受**。這就是很多迴避型依戀者都不具備換位思考能力的根本原因。如果伴侶間存在著溝通隔閡，導致資訊不對稱，就會引起一系列不必要的麻煩。

真正的換位思考並不是一個人多能說會道，或給予對方多大的幫助，而是能夠句句戳中要害，給予對方想要的需求。對方可能只說了一半的話，你就能夠感受到他90%，甚至100%的需求，然後把事情做到位。

人緣好、情商高的人都具備這樣的能力。他們會考慮得很周到，把事情做到別人心裡去，所以無論做什麼都能夠給人一種「你做事，我放心」的感覺。

愈怕欠人情，愈不懂珍惜

他們很獨立，就是害怕欠這個世界太多。

對於習慣性疏離親密關係的迴避型依戀者來講，他們並不是不懂得珍惜，只是內心的牆建得太高，加上情緒感知能力落後，給外界一種「不近人情」的感覺。

迴避型依戀者最大的特徵在於不敢虧欠別人。他們不善於敞開自己的心房，即使對方試圖親近或釋放善意，也只會流露出冷淡的態度。

比起跟別人相處，往往在獨處時更能感受到輕鬆和樂趣。但迴避型依戀者並非完全無法與人相處，只要有意願也做得到，只是同時會感受到壓抑和緊張，生怕和別人走得太近。

雖然迴避型依戀者給外界的印象是孤僻和冷漠的，但並非所有迴避型依戀者都是這樣。也有部分迴避型依戀者乍看之下充滿自信又傲慢，甚至有豐富的社交圈，但**他們會迴避與他人建立長久的親密關係，避免欠下人情，逃避隨之而來的「人情債」**。

他們從理性上認同責任感，也懂得「有恩必報」的原則，但是這對於他們來說是無法承受的壓力。迴避型依戀者不懂得如何依賴他人，也不會尋求他人的幫助。因為依賴別人就意味著會有內疚感和虧欠感，需要更多的時間精力去彌補，這對他們來講，比自己獨立完成一件事更麻煩。

而在親密關係中，信賴關係和能夠相互虧欠的長久責任感息息相關，迴避型依戀者往往感到困擾。即使生活上與經濟上允許結婚生子，他們還是感到有壓力，對婚姻持可有可無的態度。

所以除了不敢虧欠，迴避型依戀者的另一特點就是壓抑情感。這其實也與規避親密關係密切相關，因為沒有情感就不會有親密關係，只有情感上的連結才會形成依戀，衍生出真正的親密關係。

可是有了情感上的依戀，就意味著長久責任的誕生。對於迴避型依戀者而言，依戀就像是腳上的枷鎖，所以他們只能擁有疏離的依戀，不僅是為了逃避親密關係，也是為了避免被長久的責任所束縛。

因此在和迴避型依戀者相處前期，如果你們沒有任何情感連結的前提，就不要故作好意「硬幫」，反而會有反作用，讓他們開始疏遠你。

我的一個學生，前男友就是迴避型依戀者，她和我抱怨年紀不小了，和對方是相親認識的，加上她本身有一些討好型人格的傾向，和對方認識後，對方的長相、談吐、閱歷都是她所欣賞的，因此很快沉溺在愛情中，不顧一切地對對方好，卻很難獲得回報。這個心結直到她來諮商才徹底解開。

也許會有讀者納悶：「既然他們有虧欠感，直接以類似的回報補足，不就可以了嗎？」

但是對於迴避型依戀者來講，他們彷彿不知所措的孩子一樣，因為不擅長情感互動，也就很難感知對方的實際需要是什麼。很多時候，外界看來的「不懂得珍惜」，只是他們不知道用什麼方法回應罷了。

他們習慣的相處機制是逃避，所以在親密關係中，常常會發生因冷暴力他人而分手的情況。迴避型是不喜歡虧欠人的，他們嚮往禮尚往來的平衡相處模式。

但這不代表你需要縱容他們的「不知感激」。**千萬不要用「沒關係」的包容心態去應對他們的冷漠**，因為這其實會讓迴避型依戀者有深深的「罪惡感」和「虧欠感」。他們會認為你是在壓抑最真實的自我和他們在相處，但又不知道應該如何去解決，因為他們在親密關係中是找不著方向的小孩。

假如你屬於焦慮型依戀，那麼你先需要建立自己在關係中的安全感，才能夠在這段戀愛中真正實現換位思考，幫助迴避型依戀者建立健康的親密關係。千萬不要「捨己為人」，因為你的付出有可能不會得到回報。

你的邊界感反而會慢慢改變他們覺得「親密關係不值得信賴」的想法，從而與你建立起信任。信任是緩解迴避的解藥。所以，請不要輕易反問他為什麼不願意建立親密關係。指責和反問會讓迴避型依戀者感到壓力，進行更加嚴重的自我防禦。

如果你真的關心迴避型依戀者，可以對他們加以適當的引導，才能讓其對這段關係產生信賴感，走出不願意「欠人情」、不願意建立感情連結的狀態。我們在後面章節會更詳細地講述做法。

你曾經喜歡過迴避型依戀者？

透過影片
了解更多……

PART

3

你不用一個人面對一切

他們永遠會尊重你的選擇，
保護你的小小隱私，
不會強迫你做不想做的事。

為什麼你總是那麼冷漠？

迴避型依戀者對親密的耐受度很低。其實你對他們只要好一點，在他們內心就已經覺得很親密了。

雖然迴避型依戀者給外界的印象是孤僻和冷漠，但實際上他們也有豐富的內心。簡而言之，迴避型依戀者是一群高敏感、低需求的人。

「高敏感」指的是：在親密關係中，迴避型依戀者由於自身的自卑，一旦對方做了一些自己意想不到的事，更容易把事情往壞處想。但他們對於關係中細節問題比常人來得更加敏銳。敏感度極高的迴避型依戀者擅長挖掘相處中的細節，不管是好是壞。

「低需求」指的是：迴避型依戀者對於獨立空間的需求很高，所以伴侶常常會感受到自己被冷落、被忽視。比如在生病的時候，正常人會感覺自己需要他人的關心，也會主動關心他人；而**迴避型依戀者由於獨立性較強，自己就可以解決問題，他們會把自己的做法強加到對方身上，認為對方也應該這麼做**，因此忽略了另一半的陪伴需求。

一個在逃避，一個在吞噬，兩個人都無法順利完成，於是產生衝突。那麼，到底是誰的錯？這是所謂的「冷暴力」嗎？

我和先生婚後雖住在一起，但日常生活中經常各過各的，也很和諧，彼此都沒有覺得「冷」，更不覺得是「暴力」，我們都覺得彼此不打擾是一種美德。

所以，**客觀上不存在冷暴力（冷漠），這是主觀體驗。**那，冷是怎麼產生的呢？為什麼會有人體驗到冷？因為對方給出的愛和回應都太少了，你就體驗到了冷。而你不喜歡這種冷，就認為對方「冷酷無情」。其實這是相對的，沒有客觀的標準，更不需要去考慮怎麼做才是「正常」的。

我先生花了不少時間，引導我走出迴避的狀態，並與我磨合出合適的相處模式。但在兩個人的世界裡，只要你的需求大於對方實際能給的，你就會體驗到冷漠。你需要的愈多，迴避型依戀者體驗到被吞噬的壓力就愈大，他們需要花更多的精力來迴避，抵禦被你索取帶來的壓力，能給出的就更少。而你體驗到的冷就更大，需求也就更大，就更想去吞噬。

所以，對於迴避型依戀者的「冷漠」，只有充分理解才能從容應對。很多迴避型依戀者或者其伴侶都會提到，他們會出現「不想講話」的冷漠。

在心理諮商的過程中，我遇到過最常見的情景有兩種，一種是迴避型依戀者和伴侶爆發嚴重的矛盾，大多數時候是面對伴侶高強度的交流，他們產生高負荷的壓力而導致不想說話。

另一種迴避型依戀者和伴侶日常相處較為融洽，但伴侶本身有偏於討好型的特質，對他們的付出比較多，他們由於「不知該如何回報」感到愧疚，反而因此不想說話。

首先說第一種情況。如果迴避型依戀者想要一個人待一會兒，想要一個安靜的空間，那是因為他們已經開啟了自我保護的機制。如果和你在相處過程中，他們總是能接收到你強行拉近關係的訊號，他們深知你讀不懂他對親密關係的真正需求，對你們當下的關係產生厭倦，認為「話不投機半句多」，所以主動放棄溝通。

迴避型依戀者對於情感的感知能力和一般人不同。正常人覺得親密度30%

左右的情感，在高敏感的迴避型依戀者心中，可能已經達到了90%的狀態。

因為他們感知到的親密感爆表了，他們的內心容器裝不下這快要溢出來的愛，所以會選擇逃避——既然裝不下，那我就不裝了。

第二種情況中，迴避型依戀者所謂的不想說話，可以理解為不知道該怎麼說。這種情況下，迴避機制沒有開啟，只是不知道如何行動而已。迴避型依戀者並不是機器人，他們也會感知到你的付出，而產生一種虧欠或愧疚的心理。但比起心理上的不適，真正讓他們感到窒息的是：不知道該如何回報。

迴避型依戀者不喜歡虧欠人，他們更傾向於一種平衡的人際關係，喜歡有恩必報。假如你付出過多，他們又不知道如何回報時，他們就像迷路的孩子一般不知所措。**在正常人看來，可以用言語上的感謝、物質上的回禮來表達謝意。但他們就連這些簡單的回報也做不到，**甚至不知道什麼樣的話叫「感謝」，萬一說了之後很尷尬該怎麼辦？萬一送的東西對方不喜歡又該怎麼辦？在真正行動前有無數個「萬一」阻礙了他們的回報，因此對外會表現迴避和冷漠了。

迴避型是需要被引導、被帶領的，在「安全堡壘」建立起來後，還有許多需要伴侶配合或者費心的事情，千萬不要覺得一切順其自然就好。

打敗交往中的「敷衍」大師

他們憑理性能走出很遠，但一些重大決定，要靠感性來能做。到那個階段，他們就不知道該怎麼辦了。

一般人從表面關係進一步深入到親密關係時，需要打破自我的邊界，讓對方知道自己是什麼樣的人，在過去的生命中曾經有過哪些經歷和感受，這些是深入交流不可或缺的交流步驟。

但迴避型依戀者堪稱戀愛中的「敷衍」大師。他**們以振振有詞的方式逃避自我揭露，不願意表露自己的真情實感**，讓你們通向親密關係的進程停滯不前。這也是為什麼我們很難和迴避型依戀者建立親密關係，哪怕一開始曾經體會過他們所帶來的親密感，這種感受也往往因為缺乏深入交流的根基，多半會轉瞬即逝。

迴避型依戀者很容易壓抑自己的情感，不擅長表達積極的正向情緒，帶給周圍人難以親近的印象。此外，壓抑自我揭露，克制情感的表現，也使得迴避型依戀者無論是感情還是行動，都很容易顯得曖昧不清。

一個人的心情和感情，雖然無法用理智解釋，但在自我決策時卻發揮著很大的作用。事實上，決定行動的基本方針還是在於情感。

舉例來說，在煩惱是否該與眼前的伴侶結婚時，「我是喜歡他的」「我想一直和他在一起」的心情或感情愈強烈，決定時就愈果斷。

但迴避型依戀者的情緒感知能力落後，連自己是否真的喜歡對方都無法確定，也就更容易發生「選擇困難症」。這種「選擇困難」不一定只表現在親密關係中，也會表現在日常生活中。

面對需要選擇的情景時，往往必須靠理智無法說明的激情才有辦法做出決斷，但是迴避型依戀者很難憑藉著這股衝動做事，他們總是用冷靜的目光審視關係，放大可能導致關係終結的風險以及隨之而來的傷害。導致原本淡漠的熱情會變得更加冰冷，認定繼續這段關係一定會很麻煩，而他們天生最害怕的就是麻煩，因此決定放棄或退出。

我會把迴避型依戀者描述為「害怕麻煩的小孩」，害怕麻煩是因為他們反感受到束縛的關係，害怕伴侶的過度關心；小孩是因為他們在感情世界中，比起那些行動派，他們是被動的、不知所措的，即使知道這樣的狀態不對，想要改變現狀，但也不知從何入手。

一般人在確定關係的階段前，通常會經過長時間的戀愛，同時也必須花上一些時間和金錢。然而，對迴避型依戀者來講，這個過程非常麻煩，因此有40%的迴避型依戀者開啟親密關係比較迅速。也許你們才認識了幾天，見了幾次面，他們便會和你告白。但千萬不要因此認為他們是社交能手，他們只是受不了關係前期的磨合而已。

迴避型依戀者更容易愛上能滿足自己自戀情結的「偶像」，**因為他們擔心自己在現實中若是過於沉溺，幻滅時會受到太大的打擊**，把愛情放在「完美戀人」身上比較不用擔心受傷。相較於這種抽象化、純粹化的伴侶，現實中的伴侶便顯得不夠完美、低俗甚至醜陋。

對於迴避型依戀者來講，值得去愛的東西，最好像電影一樣能夠重複播放，反覆品味，每一次細品都會有良好的感覺，那顯然是超現實的。

那麼，該如何與迴避型依戀者深入交流呢？

能夠長久維持的朋友多半是在工作、興趣愛好等特定領域中擁有共鳴點，並就共同興趣的部分交流往來。這個原則套用到婚姻中，基本也不會改變。因此，迴避型依戀者雖然會把個人需求放在第一位，但如果你能夠與他擁有共通的領域，也能培養出他們對伴侶的同理、共鳴及敬意，進一步孕育支撐長期關係的依戀模式，慢慢地引導對方往安全型發展。要維繫讓彼此都滿意而幸福的關係，是完全可以實現的。

有共同的興趣領域借此維持連結，彼此就能得到滿足。除此之外的時間沒必要整天膩在一起，親密關係就能夠得到成長和延續。

但是，婚姻並不是一段親密關係的終點，而是關係的起點。如果迴避型依戀者願意和你步入婚姻，說明他們正在逐步往安全型發展，但是這不意味著他們的依戀模式完全定型了。

迴避型依戀者可能覺得你是第一個沒有推開他們，也沒有逼迫他們的人，剛剛建立起來的安全型模式還沒有完全扎根時，他們會比較黏人，但是你千萬不要「推開」他們。如果你這麼做，前面的工作就白費了。

當迴避型依戀者慢慢在日常的交流中成熟，變成穩定的安全型依戀者，親密關係和親子關係都會更容易維持，身為另一半的你，也會更容易獲得日常生活中簡單的幸福。

可恨，但可愛

迴避型依戀者看似有些可恨，其實找到了竅門，對付他們也並不難。

迴避型依戀者最有魅力的地方在於對待親密關係的專一。應該會有人馬上站出來反駁我：「你說錯了吧！和迴避型依戀者談戀愛多半會分手；都分手了，還談什麼專一呢？」

我說的專一是有條件的。當你們步入關係的穩定期，「安全堡壘」成型後，他們一定會對你產生依賴，把你當作生命中獨一無二的存在看待。

迴避型依戀者對於親密關係原本持有悲觀的態度，所以一旦能夠依賴另一半，必然會極其珍惜這段關係。與此同時，他們害怕麻煩的特徵，也會讓他們在感情中是專一至極。雖然迴避型依戀者的依賴來得困難，但他們對你產生愛意的時候，也是絕對專一。

他們會不時問你「去哪裡了」「做什麼了」，如果你回覆晚了，還會像小媳婦般訴苦，期望你能夠多關心一下他們。

迴避型依戀者在關係中，除了情感上需要你多加關注和照顧外，在現實生活中，是非常獨立、不做作的人。只要是能夠自主完成的事，絕不會想要找你幫忙，更不會出現讓廣大男性頭疼的「她月經時，我叫她多喝熱水，難道有錯嗎」的世紀難題。女性迴避型依戀者往往強悍到能一個人獨立安裝簡易家具、修電腦、搬家等。

正因為他們的獨立，你在親密關係中也會有很多自由的空間。**他們永遠會尊重你的選擇，保護你的小小隱私，不會強迫你做不想做的事。這也許就是迴避型依戀者「不自知的溫柔」**。

無論是工作，還是在日常生活中，他們的「慕強心理」和「對完美的追求」會使得他們在力所能及之事上盡力做到最好。身為伴侶會切身感受到那份優秀的光芒。

他們的工作能力很強，在事業上順風順水，是一個好主管；在家中，他們擅長處理各類瑣事，是一個好伴侶。**他們通常擁有比常人更自律的精神，對於完美的追求，會讓他們待人處事都嚴格管控，很少會出現「失控」的局面。**正是因為如此，他們的興趣愛好能夠更好的發展，擅長的事比較多且更為專業。

在面臨危機的時刻，常人也許會驚慌失措，會緊張不安，任由衝動情緒的蔓延。但這事絕對不會發生在迴避型依戀者身上，尤其是男性迴避型依戀者，對於危機事件的處理，他們極其理性。第一步該怎麼做，第二步該怎麼做，都在他們的掌控之中，讓人覺得非常沉穩。

有很多人會擔心，迴避型依戀者步入婚姻後，育兒會不會導致孩子人格的不健全？其實這個想法大可不必。

他們對孩子會較為理性，孩子做錯事時不會心軟。而另一半往往是感性居多。在感性與理性之間找到一個平衡點後，會使得孩子的人格發展得更成熟，獨立性也會更好。

迴避型依戀者的優點，還展現在他們不會若即若離、讓你憂心上。他們做事是雷厲風行的，對待任何一段人際關係亦是如此。如果這段關係讓他們感覺到不舒服、不自在，他們絕對會提出分手，以明示或暗示的方式，讓你讀懂他們「不想繼續」的意思，把關係徹底終結。他們不會若即若離，讓人糾結痛苦。

迴避型依戀者雖然有種種可恨之處，但絕非沒有自己的優點。這本書希望能夠幫助他們不要一味自責，清醒認識自己，走出困境。

自私無法讓人真的快樂

你在這三種情形下，被迴避型依戀者傷害過嗎？

迴避型依戀者最傷人的地方，就是以自我為中心，忽視他人的想法和感受。

最常見的情景主要有三類：

①面對伴侶的付出，他們不為所動。
②面對伴侶想要被關心的需求，他們無法提供幫助。
③迴避到最後忍無可忍，會爆發式地數落伴侶的不是，對伴侶進行言語攻擊。

〈情形一〉

面對伴侶的付出，他們不為所動。面對伴侶的付出，他們通常很難回饋，不要說言語感謝，甚至臉上會表現出難堪，很不情願地接受你的好。

他們常說的傷人的話有：「啊，我不需要，幹麼要買給我？」「這個東西不太適合我，你拿走吧。」

在他們的觀念裡，只有需要的才算是好，不需要的都是不好。他們要是心理上沒有做好準備，被迫接受了你的好，就會不知道該如何回報，非常窘迫。

此時，在外人看來，他們對有恩於己的人，表現出的就是逃避和冷漠了。論製造尷尬，他們稱第一，沒人敢稱第二。

〈情形二〉

面對伴侶想要被關心的需求，他們無法提供幫助。

日常相處中，迴避型對於獨立空間的需求很高，加上他們自我的性格，很難同理到伴侶的感受，不會設身處地地換位思考。迴避型忍受孤獨的係數實屬最高級。所以他們也會想當然地以為，你也可以忍受孤獨。

他們常說的傷人的話有：「幹麼要我去買藥，你自己不會下樓買嗎？」「連點小事都做不好，算了算了。」

伴侶在生病的時候需要關心，得到的卻是他們簡單的問候，或者連問候也沒有；伴侶遇到難過的事情需要安慰，換來的卻是冷冰冰的道理，甚至是不近人情的指責。

絕大多數時候，迴避型依戀者都是站在自我的視角下進行換位思考，而對方真正的核心需求，他們根本想不到。

〈情形三〉

迴避型依戀者的日常模式，不是迴避就是爆發，迴避比爆發來得更為常見。和他們談戀愛，一言不合就迴避是常態。情緒上的爆發，在鬧分手的時候比較常見。

分手時，他們一定會把在關係中壓抑的負面情緒統統宣洩出來，指責你的不是，打壓你的缺點，讓你開始懷疑自己是不是真的有那麼差勁。

他們常說的傷人的話有：「和你相處真的很累，我受不了了。」這樣做是為了幫助他們逃避責任，逃避分手時的痛苦。

他們不承認自己的問題，反而把分手的矛盾推到你的身上，大腦中就會產生一種「反正我沒問題，都是對方的錯」的錯覺，好讓自己心安理得地離開。

當然，也有部分案例中，迴避型依戀者和你分手，反而是採取相反的舉動，他們會把問題責任推到自己身上，甚至沒有吵架就提出了分手。

這樣的情況下，多半是自卑了，認為自己配不上，想要離開。這種案例的挽回難度並不大，只要以恰當的方式提升對方的自信心，可以變相看作是「假性分手」。但是一旦他們分手時有指責和攻擊的行為，難度就會大得多了。

對於迴避型依戀者這些常見的傷人的話語，我們不支持，也不鼓勵，但如果你夠愛他，請多一點耐心來包容。

對他人的敵意，實際是一種自我攻擊

對別人的挑剔，其實是一種投射，是把滿足不了的自我要求，投射到別人身上，進而產生了對別人的怨恨。

迴避型依戀者通常對自我價值的評價比較低，常常認為自己不如別人，尤其是在親密關係中，時不時會感覺到自己配不上對方。因為本能地把自己的位置降低了，他們的內心極度缺乏安全感。

既然我沒有安全感，自己都是這樣匱乏的人，又憑什麼要求你給我安全感？

所以，他們從不會把自身缺乏的東西，把這部分需求強加到他人身上，期待別人能給予。

你可以說**他們在戀愛中活得很通透，絲毫不矯情不做作，乾脆俐落，絕不會哭哭啼啼、難捨難分，更不會每隔一小時一個電話**。這也是很多人一開始會誤以為迴避型依戀者非常懂事成熟的原因之一。

但這並不是他們內心成熟的表現。缺乏安全感的迴避型依戀者，會用一些幼稚的方式去獲得安全感。大家可以猜猜看，他們採用了怎樣的方式呢？是索取另一半的陪伴和關心？還是透過爭吵來獲得對方的耐心回饋？

稍微偏安全型或焦慮型的人，獲得安全感的方式是大家都可以理解的，他們會加倍地「黏著」對方。比如，有很多人喜歡把戀愛當作自己的精神食糧，彌補自己原生家庭中缺愛的創傷，渴望從另一半身上獲取童年缺失的安全感，因此不斷主動索取對方的關心。這是很常見的現象。很遺憾，這些不是迴避型依戀者會採用的方式。

他們會採取一種極端的方式來獲得內在的安全感——放大別人的缺點。即使嘴上不說，迴避型依戀也會用非常苛刻的標準評價別人。任何事情、任何人，他們都能挑出毛病，喋喋不休。

他們的邏輯是：「雖然我不好，但是你比我更差。」在他們的認知裡，貶低自己也貶低別人，可以降低相互的期望。

迴避型依戀者在戀愛中是很自卑的，時常會覺得自己不如伴侶。那這種狀態該怎麼補救？對他們來說，最好的方法就是貶低對方，也就是貼負面標籤，不斷挑剔對方，放大對方的缺點。

當他們放大了對方的缺點，對方就沒有那麼高不可攀了，在迴避型依戀者的眼中也並沒有那麼遙不可及。這時候迴避型依戀者才會認為自己和對方是在同等的位置的。你我都差不多，沒有差距，那安全感就會回來了。

假如你是一個考試只能考60分的人，置身在優等生的行列中，看著別人動不動就考滿分，會感到非常不安和自卑。若你放在相同水準的人群中，你的同學也只能考60分，最多比你高一兩分，你就會感到沒有壓力，比較有安全感。迴避型依戀者就是這種想法。

在很多伴侶看來，迴避型依戀者喜歡無事生非。也就是說對方明明在某件事上沒有這麼差勁，但迴避型依戀者就喜歡把小事放大評價，認為對方糟糕透頂。使得伴侶和他們相處時有口難言。他們就是認定了你差勁，甚至胡亂給你安上貶義的頭銜，讓你有種無奈感。

其實這種畸形的獲取安全感的方式，往往是迴避型依戀者的自欺欺人。小小的抱怨在親密關係中原本無可厚非，但他們控制不好尺度，亂貼標籤，最後很可能導致他們會瞧不起伴侶，想要分手。原本僅僅是想要獲得安全感，獲得一個和對方等同的地位，到最後容易演變成「我的地位反而比你高，你太差勁了，我要找完美伴侶，找一個比你更合適的人」。

像焦慮型依戀者那樣向他人索取的方式當然也不對，但像迴避型依戀者那樣自暴自棄的方式更糟糕。真正能給你安全感的，只有你自己。

岸見一郎和古賀史健在《被討厭的勇氣》一書中提道：「**我們的很多心理困擾都來自社會和他人的期待和評價，正是這種評價體系，造成了人的傲慢和自卑。而人們又經常借『愛』之名，行支配和控制之實。**」

而在心理學家阿德勒眼中，理想的人際關係大概是「我愛你，但與你無關」。他認為**每個人的課題都是分離又獨特的。我怎麼愛你，這是我的課題，而你要不要接受我的愛，這是你的課題**。

一個人沒有安全感，是因為潛意識中對他人有敵意，然後把這種敵意投射成環境對自己的威脅。無論是用「對伴侶好」的方式去弱化對方，還是用鎧甲包裹自己，假裝強大，攻擊別人，它們所帶來的安全感都是虛偽的，脆弱得不堪一擊。

真正提升安全感的方法是向內探索。比如說即使得了60分，也不必悲觀。誠實接受60分的自己，並且去思考，去努力，才能更有可能接近那個靠近100分的完美自己。

讓愛與被愛同時發生

為什麼愛我的人和我愛的人永遠不是同一個？因為我們傾向用挑剔的眼光，放大伴侶的缺點。

愛是這個世界上，每個人能夠賴以生存的動力，如果連愛都沒有，這樣的人和機器人有什麼區別？

我們都是有血有肉、有七情六欲的人；遇到了心儀的伴侶時，我們會自然流露出情感。迴避型依戀者也同樣如此。如果迴避型依戀者對你沒有任何感情，那他們怎麼會選擇你開啟一段親密關係？

我曾經遇到很多個案來向我請教問題，問得最多的無非就是：「我們現在分手了，該怎麼去和迴避型前任相處，該如何引導他們重新接受自己？」

還有不少人會好奇：「迴避型依戀者是否會真的從心底喜歡一個人，這樣的感情到底值不值得去挽回？」

迴避型的人當然會真心愛一個人。

為什麼你會時常感覺不到被愛，甚至懷疑他們是否愛你？這最主要的原因還是他們表現不出來正常人陷入「愛」的行為模式。他們愈迴避，你的猜測愈堅定，久而久之，這個印象就根深柢固了。

事實上迴避型依戀者由於自身的性格，他們的愛是很脆弱的。他們需要對方給予回應才能維持下去，不予回應或回應過多，他們的愛就很容易封閉或者消失。

他們會先保護自己不受傷害，若一味地向他們索取，他們會關閉內心的大門。因為覺得自己不夠好，給不了你想要的幸福，所以需要獨立消化這些情緒的空間。這時候你沒有緊追不放，一段時間後他們會若無其事和你正常地相處。

這樣的作風有點像是男人步入「洞穴期」的行為表現。洞穴期是《男人來自火星，女人來自金星》這本書裡的說法，指男人會時不時想要獨處一段時間。

正常的親密關係，當伴侶遇到委屈，或情緒低落的時候，人們習慣採用安慰的方式來鼓勵伴侶早日走出陰霾期，但是這樣的正常行為，對於迴避型依戀者來說，反而會變成一種壓力。

一方面會覺得鼓勵是希望他們快點走出迴避的狀態，而有壓迫感；另一方面你付出了情感投資，也就相當於變相產生了負擔和責任。

因此迴避型依戀者並不是不會愛上人，只是不懂得怎麼去愛人。迴避型依戀者對待感情的態度並不直截了當，他們傾向壓抑真實的感受，不表達出來。普通的日常交流並不能解釋迴避型依戀者的思考方式，只有深入研究才能發現他們內心的真實狀態。

曾經有研究者試圖解析迴避型依戀者對愛情的真實態度。這些實驗讓參與者辨認顯示器上的文字，並測試他們要花多長時間。認出詞語所需的時間愈短，意味著這個詞語在參與人員腦中活躍程度愈高，受到的壓抑較少，反之亦然。

實驗結果發現，迴避型依戀者很快就能認出和戀人弱點相關的「需要」「依賴」這類詞語，而認出和自己依戀需求相關的詞語，例如「分離」「爭吵」和「失去」，則需要更長時間。

從實驗結果來看，迴避型人士傾向貶低戀人的價值，認為他們性格軟弱、有依賴心理。他們在內心深處也害怕失去戀人，卻下意識壓抑這種擔憂。他們輕視戀人的依賴感，好像不需要依賴任何人。但事實真的是這樣嗎？我們繼續來看實驗。

在實驗的第二部分，研究人員交給參與者一些其他任務，分散他們的注意力。在解答謎語和問題的同時，參與人員要完成辨認詞語的任務。

這時，迴避型依戀者由於注意力被分散，自我壓抑的能力減弱，他們對愛情的真實想法和感受才浮出水面。在這些情況下，他們和其他依戀類型的人士一樣容易認出與自身感情相關的詞語，例如「分離」「爭吵」和「失去」等。

實驗證明，即使是迴避型依戀者也有依戀系統，也一樣害怕分離。不同的是，只有當他忙於應付其他問題，放下心理防禦的時候，真實的情感和感受才會顯露出來。

安全型依戀者認為接納伴侶很容易，他們接納伴侶的一切，包容伴侶的缺點，他們依靠伴侶，相信伴侶是獨一無二的。迴避型依戀者和伴侶在一起時，總會保持一定心理距離，隨時準備從感情中撤退。與另一個人完全親密相連、相濡以沫、融為一體，是短時間內，他們難以接受的狀態。

為了和戀人保持一定距離，他們會採取一些壓抑策略（迴避機制）來維繫自己的人格定勢，這些策略往往會扼殺親密感。

我們的依戀系統渴望親密感，渴望與戀人接觸，而壓抑策略的作用是抑制依戀系統。迴避型依戀者也需要親密的感情，卻一直努力壓抑這種需要。

一個迴避型依戀者使用的壓抑策略愈多，就對戀情愈不滿意，也就是我常說的「他們傾向用挑剔的眼光，放大伴侶的缺點」，只看見蘋果裡的蟲，卻看不見蘋果。與此同時，為了保持獨立感，迴避型依戀者幾乎不和戀人分享心事，保持神祕。

看到這裡，你會清楚地意識到，迴避型依戀者過的並不是獨立自主、自我依靠的生活，而是不斷掙扎、不斷壓抑依戀系統的生活。那麼，如何才能走出壓抑，讓愛與被愛同時發生呢？

如果你是迴避型依戀者一定要轉變心態。迴避型依戀者即使感到生活不幸福，卻很少正視自己的內心，不向外界尋求幫助。把不幸福歸因於沒有遇到合適的對象，沒有遇到完美的愛人等等。

或許由於某種機緣或者打擊，有一天會真正覺悟，開始尋求外界的治癒方法，接受心理輔導；或者幸運地遇到了合適的伴侶，對方有一顆強大的內心，幫助他們建立關係中的安全堡壘，一步步帶領他們去面對內心的陰霾，利用引導回報等特定的方法促使他們改變。

不論是前者，還是後者，這條路都不簡單，是一條有風也有雨的不平坦之路，但如果你走下來了，一定會覺得值得。

接納不完美

對他人的挑剔，歸根究柢是對自己不滿的投射。

迴避型依戀者不僅在戀愛中無法付出深情，對朋友間的親密關係也缺乏信任，或許是他們自身的原生家庭的因素，周圍親戚朋友的婚姻也不幸福，所以他們從心底裡認為「親密關係都是不可靠的，這個世界上沒有什麼比自身的強大更為重要」。

他們對戀愛和婚姻的悲觀，導致對深情的抗拒。面對伴侶的深情告白，他們甚至會產生抗拒行為。無法相信伴侶會無條件地支持他們，一直守護這段關係。

他們認為對方早晚有一天會離開，所以會盡力保護自己不受傷害。在他們看來，與其事後遍體鱗傷，不如事前早早撤退。告誡自己不需要戀愛，把冷漠當作防禦的盔甲，加深「親密關係是不可靠」的印記。

實際上，這是自證預言的過程。自證預言指的是一種常見的心理現象，意思是如果你認為某事會發生，就會不自覺地按照預言行事，最終令預言發生。

放在迴避型依戀者身上，其實就是如果你認為伴侶一定會離開，在你的冷漠對待下，對方真的會離開。這真的非常可悲。因為迴避型依戀者把自己保護得太好了，什麼機會都不給對方。在伴侶的眼中，他們無時無刻把心門緊閉，沒有留一絲的縫隙。哪怕伴侶有再強大的耐心和毅力，面對一個裝睡的人，也很難一直在原地守候。

迴避型依戀者從一開始就選擇了不相信他人，不相信關係，選擇保護自己不受傷，進而將事態的演變成自己所設想的那樣。當伴侶受不了迴避型依戀者的冷漠選擇離去，他們就會認為「果然我想得沒錯，你還是走了」「之所以對這個世界感到失望，是因為對世界有太多的期望」。

迴避型依戀者內心其實對於愛的標準有著近乎完美的苛刻。他們嚮往伴侶是內外兼顧，既有外在的獨立和優秀，又有內在的共情和耐力。一旦伴侶沒有達到這個標準，他們就會感到失落，覺得對方不是真命伴侶，更不敢把自己的心全部交給對方。他們不是不擅長深情，而是不敢愛。

他們認為「是自己不夠好，所以才配不上想要的東西」。他們不提要求、不主動做決定，一旦遭受指責，不管對的還是錯的，都會不假思索地坦然接受，為了避免衝突和批評，選擇了冷漠和逃避。

他們活成了行屍走肉，是大人眼中的「好孩子」，即便被人誇讚時，也會很敏感，生怕一不留神就會換來別人的失落。小時候，他們看到自己想要的東西，不敢聲張；長大後也不爭不搶，甚至覺得自己得不到，也理所應當。他們遇到喜歡的人會自卑，會害怕自己不能維繫關係，害怕對方對自己失望。

如果你和迴避型依戀者談過戀愛的話，相信就體會過他們「情感上的親近和行為上的疏離」，明明很喜歡，卻依舊會時不時推開你，裝作不在意。抗拒的背後，是他們所謂的「我不配」。

近來曾與一位迴避型個案進行諮商，他認為自己身上存在著太多的缺點，意識到自己是迴避型依戀者後，愈覺得自己只要談戀愛了，就會給對方帶來傷害。

所以他一直小心翼翼地偽裝自己，對於對方提出的任何要求都盡力滿足。

結果沒兩個月，還是主動提了分手。我當時就和他說，哪怕你分手時說了很多自責的話，認為自己不夠好，實際上在對方的眼中，只是你不想愛的藉口罷了。對迴避型依戀者來說，接納別人的同時，更要接納自己的不完美。

正如林語堂先生在《人生不過如此》中所說：「人生不完美是常態」。在親密關係中坦承自己的不完美一個全新的開始。由此，你可以允許身邊的人不完美，世界不完美，這樣的你反而會變得更加開闊，看到世界不一樣的美好。

如果過去讓你難以面對自我，現在開始接納自己也不遲。

透過影片
了解更多……

PART

4

敢於依賴的力量

你欺負得了那個看來高高在上的人，
不是因為你比對方強，
而是因為對方喜歡你。

愛是長久保持舒適距離

為什麼我們不能對一個人太好？

稍微對迴避型依戀者有些瞭解的人都知道，如果你對他們太好，後果就是他們把你推開。感覺你高強度的愛意後，他們會自覺「我不配」。如果你想對迴避型依戀者好一些，一定要注意方式和方法。比如，你到底是雪中送炭地偶爾幫助他們，還是平時無微不至地關心他們？

迴避型依戀者是非常獨立的人，在他們的觀念中，凡事應該靠自己。因此習慣獨來獨往，很少麻煩別人，也很少主動找別人幫忙。因此，他們很難承受無微不至的關心。

「因為我愛你，所以要把好的一切都給你，不管你需不需要。」這種高密度的付出，會給他們帶來很大的壓力。迴避型依戀者最不喜歡的就是虧欠人，他們嚮往的是人際關係的平衡模式。如果你給的是迴避型依戀者能自給自足的，即便你對他們好，這部分「好」在他們的觀念裡仍是多餘的。

迴避型依戀者們固執地認為，強付出的背後，一定有高需求。這種隱藏的高需求會使得伴侶和迴避型依戀者戀愛時，有一種不平衡的感覺。因為你為他們付出了很多，潛意識中期待對方也會為你回報些什麼，哪怕這種回報只是一種情緒價值。「我為你付出了這麼多，你竟然連最基本的關心都不給我」，兩人的矛盾由此產生。

反之，如果你對他們的好，有很大的自由空間，對於他們來說才是恰到好處的。大部分情況下，你要能保持自己獨立自由的生活，不會把一切都投資在他們身上，當他們真的需要的時候，能第一時間站在他們身邊。這種做法就完全不會給他們帶來壓力。

從迴避型依戀者的視角看，他們會把你當成「避風港」般的存在，不管他們揚帆起航走多遠，你都會屹立在原地等他們歸岸。這是迴避型依戀者需要的，也是任何普通戀愛關係中更獨立的一方需要的。

如果他們並未主動索取，不僅有可能會造成他們心理上的壓力，覺得你付出得太多，自己不值得你對他們這麼好；同時還會陷入一種「我不知道該回報給你什麼」的尷尬。

看到這裡，大家應該對「好」的解讀，有清楚的概念了吧。對迴避型依戀者來說，能和長久保持舒適距離的關係是最理想的。引導迴避型依戀者很難，需要花費的時間、精力成本極大，引導他們之前，你們得先做到自我內心強大。如果在實踐過程中，發現自己被消耗得很嚴重，一定要及時止損。

「貓系戀人」如何找到「犬系戀人」

一個傲嬌又獨立，一個貼心又黏人，是天敵還是一對？

其實，迴避型依戀者要找到適合自己的人，也沒有那麼難。依戀理論對人格的三種劃分：焦慮型依戀、迴避型依戀和安全型依戀。在我看到的成功案例中，迴避型依戀者最適合的戀人，其實是焦慮型依戀者。

一、焦慮型依戀者

這類人需要大量的安全感和親密感，喜歡和伴侶親密相處。他們害怕受傷害，也害怕被拒絕，在感到不安的時候會懷疑伴侶的忠誠度。他們內心敏感，有防禦機制，但願意主動推進感情。對於兩個人關係中的問題會主動道歉，因為他們對感情非常在意而焦慮。一切細微變化，他們都看在眼裡，也會依此調整對你的態度，因此常常忽冷忽熱，像雲霄飛車。也有人稱焦慮型依戀風格的戀人為「犬系戀人」。

二、迴避型依戀者

內心渴望獨立和自由，與戀人刻意保持心理和身體的距離，給人感覺若即若離。他們害怕暴露自己的真實內心，大多不懂表達，不會主動談論未來。

迴避型依戀很容易一直單身。也有人稱迴避型依戀者為「貓系戀人」，因為貓的特點就是愈接近就愈逃避；你不理牠了，牠又主動回來，時不時撓你一下。

三、安全型依戀者

這類人忠實於自己的內心，言行一致。做事之前會徵求你的意見，不單獨做決定。他們心胸豁達，情感表達自如，能順暢交流情感問題。即使發生爭吵，也不會逃避問題，努力解決核心問題。他們敢於承諾和依賴，有包容、有擔當。這一種依戀風格是最能讓人感到心安的。

理想情況下，迴避型依戀和焦慮型依戀的人，都適合找安全型依戀的伴侶。不過，在安全型依戀者的眼中，迴避型依戀者的行為常常讓他們摸不著頭緒，所以理智成熟的安全型依戀者能愛上迴避型依戀者的機率不大。

如果你是迴避型依戀者，但是身邊有安全型依戀者的伴侶，千萬不要輕易錯過。

迴避型依戀者和焦慮型依戀者戀愛是最不容易的。因為焦慮型依戀者常常需要獲得伴侶的關注，而迴避型依戀者又發自內心地喜歡逃避親密關係，容易觸發焦慮型依戀者的不安機制，兩人相處很容易陷入一種「我追你跑」的惡性狀態，彼此都很痛苦，最後哪一方先受不了，就會提出分手。

對於迴避型依戀者來說，在親密關係中光靠一個人的努力是遠遠不夠的。

但迴避型依戀者可以主動改善思考模式，獲得幸福感。很多迴避型依戀者都喜歡幻想美好愛情和理想伴侶，總是找不到合意的對象，拒絕別人實際上是拒絕愛情。當你喜歡上一個人，突然又覺得對方不合適，想分手或換人的時候，要提醒自己是不是壓抑系統啟動了。

你其實是渴望親密的，但是又總是壓抑自己的需求，如果放棄幻想中的完美標準，打造眼前的戀人，你會發現眼前的戀人就是最理想的另一半。

迴避型依戀者會經常誤解戀人的動機，容易以小人之心度君子之腹，這會破壞感情，凡事要儘量多往積極的方面想。

實際做法可以列出每天的感恩清單，每天晚上回憶戀人為你做的事情，寫下來提醒自己感謝戀人的付出。還有非常重要的一點：「迴避型依戀者也要及時給伴侶情感回應」。如果不喜歡生活被人打擾，可以用固定頻率回應對方，比如兩天一次或者三天一次，以自己舒服的頻率為主。

迴避型依戀者們要記住，你們對伴侶的情感回應得愈及時，對方對你的依戀就會愈少，這就是「依賴悖論」。如果老是漠視對方的情感，對方對你的依戀和情感需求就會愈多，反而讓你迴避得愈來愈厲害。

其實，迴避型的「貓系戀人」和焦慮型的「犬系戀人」既有矛盾點也有互補的地方。如果雙方都能正視問題和解決問題，往安全型戀人的方向轉化，長遠愛情就有一半的保障。

總有人能讓你乖乖交心

水火不容的性格，怎樣慢慢變成一對。

如果說兩個迴避型依戀者的相遇，會讓你體會到什麼是「強中自有強中手」，那麼迴避型依戀者和焦慮型依戀者，則是一對天生註定「相愛相殺」的歡喜冤家。以下是我結合了自身經歷，和個案案例的基礎上，歸納出的相處模式。

一、相遇

焦慮型依戀者是有上進心的一類人。他們一定會有一些表現欲，這源於小時候得不到穩定的安全感，因而需要不斷自我表現來證明自己的價值。他們樂於關注別人，學習受人讚賞的一面，形成與他人的良好互動。豁達開朗的焦慮型依戀者們帶有「積極光環」，讓習慣待在角落裡的迴避型依戀者眼前一亮。

二、相知

由於焦慮型依戀者身上的樂觀、積極、陽光，深深吸引著迴避型依戀者。迴避型依戀者甚至會主動對焦慮展開窮追猛打，兩人可以每天膩在一起都不覺得煩，每天有說不完的話，感情處於迅速升溫的階段。

在這個階段中，迴避型依戀者身上的冷靜、獨立、距離感，也會深深吸引焦慮型依戀者，給他們「沉穩」的安全感。焦慮型依戀者會覺得迴避型依戀者就像是自己的「定海神針」，好像終於有了依靠和歸宿。於是，焦慮型依戀者投入愈來愈多感情，直至完全淪陷。

三、相戀

焦慮型依戀者畢竟是「缺愛就要索取」的人，他們對於親密關係的期待和需求，都是正常偏高的水準。

迴避型依戀者卻是「缺愛就要迴避」的人，因為不相信愛，會把自己包裹得很嚴密，任何人都沒法輕易地走進他們的心門，他們對親密關係的期待和需求都很低。一個需求高，另一個需求低。

高的那方無法從低的那方獲得滿足，低的那方則在高的那方感到了壓力，矛盾就出現。

迴避型依戀者的熱戀期很短。長則兩三個月，短則十幾天就結束了。焦慮型依戀者往往是不習慣這種感情熱度的迅速退卻。而迴避型依戀者和焦慮型依戀者相處一段時間後也會發現，他們獨立自強的外表下，居然有著那麼依賴的性格，內心居然那麼脆弱無助。對於這些表現，迴避型依戀者們倍感失望，開始想要抽身離去。

當迴避型依戀者企圖要抽身時，你以為焦慮型依戀者會甘心做待宰的羔羊嗎？那是絕對不可能的事。迴避型依戀者的冷暴力是他們最恐懼的。但焦慮型依戀者不會坐以待斃，他們會想盡各種方法證明自己，不管是撒嬌般的花式討好法，還是指責、發脾氣的強勢攻擊法，目的只有一個——挽回對方。

但焦慮型依戀者愈是這麼做，迴避型依戀者就愈要逃離。迴避型依戀者們會隱藏情緒避免孤獨；而焦慮型依戀者們則用努力，獲得虛假的「全能感」來戰勝孤獨。焦慮型依戀者和迴避型依戀者的行為模式，看起來好像截然不同，其實都受到孤獨恐懼的驅動，但採取的解決手段，於對方來說卻是「致命毒藥」。

從心理學的角度來分析，焦慮型依戀者和迴避型依戀者其實都屬於不安全的依戀類型。都缺愛，只不過焦慮型依戀者面對缺愛的困境，會主動證明自己，主動索取他人的付出。而迴避型依戀者則習慣麻痺自己，採用逃避的方式提醒自己「逃避了就意味著不需要，不需要就不會有渴求了」。

本質上，焦慮型依戀者和迴避型依戀者都需要能包容自己的伴侶。焦慮型依戀者希望伴侶讓著他，把他放在第一位。迴避型依戀者希望伴侶理解他，不要讓他太累，不要干涉他的自由。但他們都不懂得如何正確表達內心的需求，即使懂了，也會受固有行為模式的驅動，做出對關係不利的行為。

四、分分合合

迴避型依戀者小時候常常需要壓抑自己，他們在強勢管控的環境下長大，內心有「別人看不見」的創傷。他們希望「被看見」。但他們的需要常常被無視，形成了「我不需要別人的關心」「我一個人也可以過得很好」的防禦模式。儘管他們希望自己的努力被看見、被認可、被誇獎，但不知道該如何去表達。所以，迴避型依戀者會被外表看似熱情如火的焦慮依戀者所吸引，照亮自己渴望被看見的部分。

焦慮型依戀者需要的是一個與他堅定站在一起、不離不棄的知心愛人。焦慮型依戀者小時候也被大人忽視，但他們採取了與迴避型依戀者截然不同的方式應對。他們會拚命展示自己優秀的一面，不斷討好大人，以此引起大人的重視。

他們優秀的外表下有著一顆脆弱的心。所以，焦慮型依戀者會在看似理智冷靜的迴避型依戀者們身上，找到力量。焦慮型依戀者常常容易被迴避型依戀者牽著鼻子走，迴避型依戀者的一言一行，都控制著焦慮型依戀者的喜怒哀樂。和迴避型依戀者們戀愛時，那種坐雲霄飛車般的跌宕感，讓他們痛苦不堪又神魂顛倒。

他們先是在彼此身上發現了自己所嚮往的優點，也終究會像照鏡子一樣，映射出自己不願面對的缺陷和無力感，然後陷入輪迴的沼澤中無法自拔。說白了，焦慮型依戀者和迴避型依戀者愛上的，不過是他們幻想中的對方的模樣。

焦慮型依戀者是迴避型依戀者的反面，兩者的行為模式是自己的鏡像。就好像「歡喜冤家」，相互彌補了對方行為中的缺陷，其實非常般配。但由於性格中的衝突點，很容易因為初期的小矛盾而分手。

對這種情況，我想對所有迴避型依戀者說：「你欺負得了那個看起來高高在上的人，不是因為你比對方強，而是對方喜歡你。他也想要被寵愛、被珍惜，他有自尊心，也有快樂的權利。他不像你在自我中扭曲，防禦又逃避，他只是因為喜歡所以努力。當你耗盡了他的勇氣和心力，他就不會再回頭了。」

也給所有焦慮型依戀者們一段話：「迴避型依戀的依戀機制決定了他們會被誰吸引，對於他們的愛，你不用過於強求。如果有人讓你感覺安全但無趣，這種類型的人屬於安全型依戀者，他們能夠讓你穩定下來，慢慢變得幸福快樂，要給他們一個機會。」

在焦慮型依戀者和迴避型依戀者的相處中，如果想要走出這種雙方不斷試探的輪迴，一般要遵循以下三個步驟。

・初期——建立安全堡壘

焦慮型依戀者要讓對方感受到你穩定的情緒，不要著急推進關係。如果迴避型依戀者感受到關係是可控的，就不會出現退縮等不安情緒。在這個階段裡面，哪怕他們產生了迴避行為，也不要急著表達自己的怨氣，或用講道理的方式企圖改變對方，而是用包容和理解，讓他們知道哪怕是迴避型的人格，在你的身邊也可以做一個真實自然的自己，進而慢慢地培養對方對你的依戀感。

・中期——保持應答的耐心。

當迴避型依戀者覺得你是第一個沒有推開他們、逼他們的人，他們會對你比較珍惜，因此會喜歡時不時地問問你在幹什麼。

你不要因為嫌他們話多就推開他們。否則，前面就白費了。保持溫和耐心的狀態，一方面告訴對方自己在忙什麼，一方面讓他們知道「我在這裡」，這很重要。

不管是在忙還是短暫消失，可以讓對方慢慢適應，但消失之前記得和對方說一下大概消失多久。如果比較忙，可以真誠地告訴對方自己出了什麼狀況，記得加上「謝謝你的理解，你真好」。肯定他們的等待和耐心，幫助對方建立內部安全感。一旦當他們能夠意識到你是不會輕易離開的人，就會慢慢地在引導下卸下內心的防備。

・後期——用引導回報的方法改變那些相處中的問題

簡而言之，就是替他們說出自己的感受，就算猜錯也沒關係，詳細、具體地告訴他們你希望他們怎麼做。

對焦慮型依戀者來說，如果已經進入了相愛相殺的階段，建議你專注在自我成長和療癒上，不管是對你的人生還是這一段感情都有正向的作用。

對迴避型依戀者來說，因為本能地不信任親密關係，更不相信自己能夠擁有它。這點需要雙方的共同努力，讓雙方的行為模式都朝著安全型改善，那未來的路才會有光。

你的幸福我只給一半

另一半只能靠你自己去營造。

多疑、敏感、不信任是迴避型依戀者的通病。

他們對親密關係極度渴望，卻又極度害怕。對於愛情，他們搞不清楚自己到底是想要還是不想要，總是活在矛盾中，總是做讓自己後悔的事。也可以用「一朝被蛇咬，十年怕草繩」理解。

這就好像熱愛游泳的人曾經因為一些意外溺水，從此便對水有一種恐懼。即使害怕，也阻止不了對大海的嚮往。他們想體驗在水中暢遊，被水包圍的安全感。但又擔心再次被水吞噬，害怕自己力不從心。

於是，他們只能用腳尖一次次去試探，靠近一點，又縮回來；再靠近、再縮回，一遍遍靠近，又一遍遍遠離。就和我常說的——和迴避型依戀者談戀愛，你一定會體會到他們「情感上的親近和行為上的疏離」。從理論上來說，迴避型依戀者需要伴侶的堅持。

他們內心還期待愛，還嚮往著大海。不敢行動的他們，如果可以遇到帶領他們前行的人，將會是極大的幸運。

如果你採用情緒化表述或者過於理性的命令，迴避型依戀者一定受不了。他們害怕水卻又想要游泳，如果你乾脆讓他們待在水裡不要上岸，那他們對游泳只有加倍恐懼，習慣性地想要逃離。

先把他們當作還不會游泳的小孩看待，從最基礎的游泳課教起，一步步帶領他們嘗試，起初在水下待5分鐘，慢慢變成10分鐘、20分鐘乃至更久，他們才會擺脫曾經的恐懼，真正接受游泳這件事。

迴避型依戀者在親密關係中，常常會偽裝自己，讓他人產生誤解。相信和迴避型依戀者談過戀愛的人，十有八九會認為他們的迴避只是因為不夠關心、不夠愛。其實不然，迴避型依戀者的心理本質是害怕和自卑。

「我很害怕（你會離開我）」「我很自卑（總覺得自己不夠好）」這種話，

他們可能一輩子也說不出口。

要征服迴避型依戀者，你的第一武器是對自己的認可。不要總看到迴避型依戀者推遠你的表象，實際上，你比迴避型依戀者們更高明。你能夠看見他們看不見的東西，比他們更理解他們自己，所以你沒什麼好擔心的。

同時，迴避型依戀者也是「視覺動物」。他們通常不相信自己聽到的（你說了什麼），只相信自己看到的（你做了什麼）。

很多人都喜歡問我這麼一個問題：「老師，你說我該怎麼和迴避型依戀者們好好溝通，解決問題？」其實這本身就不符合迴避型依戀者的行為邏輯。

迴避型依戀者們不會相信你吐露的心聲，也不會相信你對未來的承諾。

比如小時候父母總和他們說「你下次考到100分，我就帶你去吃麥當勞」，長大後戀人總和他們說「我很愛你，這輩子我不會離開你」。結果，父母忘記要帶他們去麥當勞、伴侶還是離開了他們。

對迴避型依戀者們來說，重要的不是你和他們表達了什麼、承諾了什麼，而是讓他們真切看到你做了什麼。

很多關注我的讀者，在感情中的依戀模式是偏焦慮的。你們可能明白了很多道理，卻依然無法順利與迴避型依戀者磨合，明知道不該受迴避型依戀者的情緒牽連，但還是不由自主地為他們費神；明知道迴避型依戀者對你的冷落，是他們的行為模式趨勢，但還是情不自禁地感到委屈。

所以，從現實的角度說，迴避型依戀者或許是不值得你堅持的。除非，你可以把堅持建立在保持自己獨立性、不過度自我消耗的基礎上。你要明白，他們是怎樣的人、喜歡什麼、討厭什麼，那是他們的自由，不關你的事。要選擇繼續愛他們、陪伴他們；還是轉身離開，也是你的自由。

你無須過多考慮他們的處境，更不要出於一時的善意，想著可以犧牲自己救贖他們。學會「課題分離」，分清楚哪些是他的事，哪些是你的事，是每個人都需要面對的人生課題。

即使作為他們的伴侶，也不需要為他們任何不合理的需求買單。退一萬步講，他們並沒有要求你做什麼，你卻去過多干涉，這種過度的付出，是非常可怕的。

良好的親密關係是一種「共生且獨立」的關係。如果兩個人過於依附或過於獨立，只會形成畸形的關係。

過度承擔不屬於你的責任，只會助長你的不安，滋生你的渴求。能力不足的時候，千萬不要去過度承擔不屬於你的任務。愛人先愛己，千萬不要讓自己捲入對方的消極混戰中，你如果真的沒能力改善什麼，那就選擇其他的方式，離開或是找專業人士介入。

但一定不要逞強，選擇放棄離開不代表你是弱者，選擇堅持留下來也不代表你有多偉大。學會成為你自己，是你對這段感情最大的責任。

即便沒能成長，也要讓自己愛過

在親密關係中，你會變得更開闊，更坦然。

迴避型依戀者對於親密關係的看法是負面且悲觀的，他們通常不相信長久親密關係的存在。但對於伴侶的期待值和要求又比較高，甚至喜歡用反覆分手來證明愛的存在。

他們在感情上受過傷害，所以會害怕自己的感情重蹈覆轍，再一次遭受失戀的痛苦，所以在剛進入一段關係的時候，總是要隱藏最真實的自己，避免對你投入過多感情，在他們看來，「你總有一天會走的」。

同時，迴避型依戀者還是害怕麻煩、害怕改變的群體，他們心裡的潛台詞往往是「還是別努力了吧，我就這麼一個人過下去吧」，臉上戴著冷漠的面具，好像完全不把孤單當回事。

對於這種心態，我想說：「即便沒能成長，你也要讓自己愛過。」

我並不認為迴避型依戀者需要立刻改變自己的依戀模式。相反地，每一種依戀模式都是在長期的經歷中形成的心理機制，不可能在短期內改變。之所以會選擇迴避，那一定是這樣的模式曾經保護過你不受傷害，對你產生了正面作用，你才願意接納它。

也許你的依戀模式不是那麼完美，但是你可以調整自我來減輕它帶來的負面影響。

迴避型依戀者應該認識到，自己對親密關係的邊界意識，和正常人不一樣，親密關係的接受程度很低，這對真正喜歡你們的人造成不必要的困擾。

迴避型依戀者對關係是否親密的判斷依據是：兩個人有沒有敞開心扉，有沒有摘下「偽裝的面具」。沒有深入溝通，只是禮尚往來的交往，就不算「親密關係」。

迴避型依戀者總能在自己身上發現各種問題。很多迴避型依戀者會把自己的缺點隱藏起來。我想告訴迴避型依戀者，在相處的過程中，不要害怕暴露自己的缺點。要及時告訴對方自己的種種不足。當你這樣做之後，對方也會講出自己的不足，你們相處起來會更加坦然。只要你們接受了「即使沒那麼完美，也能夠被別人真心喜歡」，就能夠慢慢學會這安全型依戀者的思維模式。

而當迴避型依戀者對你傾訴這些的時候，要明確告訴他們為什麼會愛上他們，說出他們到底做對了什麼，隨後補上一句：「其實你什麼都不做，我也覺得你很棒。這些也算不上真正的缺點，只是你很特別罷了。我就是喜歡這樣特別的你。」

對迴避型依戀者來說，即便經歷了一段關係後，覺得沒能改變自己，沒有得到想要的成長，也不用傷心難過，覺得浪費了時間精力。畢竟，有過愛的體驗，才是值得的人生。

PART

5

通透的人生不設防

勇氣並不是沒有恐懼，

而是心懷恐懼，仍舊向前。

讓別人靠近你，這並不可怕

什麼時候你本來害怕的事情，不再讓你擔憂了？就是它真的發生的時候。

本書並不是僅僅針對親密關係。其實，在普通人際關係中，也要防止逃避心態和行為的出現。

如果不去正視現實的問題，一味逃避，那絕對無法活出屬於自己的人生。想要獲得屬於自己的人生，就一定要改掉逃避的習慣。

迴避型依戀者有一個共通點——不願意面對問題，能躲過去的事就躲過的，害怕麻煩和改變，傾向於用逃避的行為解決所有的人際矛盾。

擺脫逃避這件事，等同於取回人生的主動權。想要達到這個目標，第一步必須是正視一直以來逃避的問題，勇於談論關於這個問題的細節。

反過來說，已經陷入迴避的人，要儘量把曾經受過的傷害說出來。這種傾訴和梳理是能夠讓自己逐漸恢復的重要步驟。無論你感到不滿、憤怒還是絕望，都應該儘量回憶，陳述那次體驗給自己造成的傷害的。

唯有正視受傷的過去，才能逐漸改變現在的心態。

當然，並不是說出傷害的體驗就能立刻痊癒。如果只是自怨自艾，滿口都是絕望與悲傷，是無法獲得真正的康復的。只有在不斷描述的過程中，從原本傷痛的體驗裡找到正面意義，改變想法，才有可能掌握「治癒」的關鍵。

每個迴避型依戀者，內心都有一道高高的牆隔絕外界，原以為能藉此保護自己。實際上，別人無法進來，你也困在其中無法離開。受傷的心產生恐懼的幻影，使你難以跨越那堵高牆。

像是懷疑自己會不會遭到刻意的忽視，會不會被冷眼相待，害怕再次失敗遭人嘲笑。受到這些情緒的困擾，動彈不得，而失去了走出內心那座圍城的勇氣。

當迴避型依戀者正視自己最害怕面對的狀況之初，可能會感到排山倒海的痛苦，然而如果堅持下去，原先的悲傷、難過就會轉變為「再次面對這種情況沒想像那麼恐怖」「原本以為會非常可怕，慢慢地，我開始覺得好像也沒什麼大不了的」。

直視痛苦的做法，在心理諮商領域被稱為「暴露療法」或「森田療法」。這也是我們每個人在受到不安與恐懼困擾時，克服困境，走出圍城的方式之一。

要把煩惱、悲傷、痛苦等負面情緒，當作人的自然感情，順其自然地接受。不要當作異物，拚命地想抑制、逃避或者排除。否則，一定會由於「求不可得」而導致內心世界的激烈衝突。

如果能夠順其自然地接納所有的情緒，哪怕需要默默忍受隨之而來的痛苦，就能從自我束縛的機制中解脫出來，達到「消除或者避免神經質性格的消極面的影響，而充分發揮正面的『生的欲望』的積極作用」。

不要急著擺脫自己的負面狀態。森田療法強調，不能簡單地把消除症狀當作治療的目標，不要指望也不可能立即消除自己的症狀，所以應該學會帶著症狀去生活。

迴避型依戀者們往往會為還沒發生的事情煩惱，心理學把這種現象稱為「預期性不安」。森田療法提倡，當預期性不安發生的時候不要逃離，而是要主動投入那種狀況，克服自己想像中的恐懼。這是走出迴避型依戀的第一步。

迴避型依戀者之所以會築起心靈的圍城，除了自己想像出的恐懼外，還有一個重要原因，就是過高的期待與理想。這種過高的期待會加劇對失敗的恐懼，將內心的高牆愈築愈高。

第二步應該是降低自己的期待值，打破對完美關係的幻想。把關係置於腳踏實地的現實層面，才能夠接納自己的好與不好，也能夠坦然接納伴侶的不完美。到了這個階段，要在人際關係自然發展的同時，透過降低期待以避免過早放棄關係。當然，與他人對話、共度一段時間，也是促進活力的源頭。不過，一定要注意到其中的陷阱。

虛擬的網路社交中，我們似乎可以輕而易舉找到一個「志同道合」、聊得來的同伴。即使迴避型依戀者在現實生活中冷漠又孤僻，在網路上也可以「如魚得水」。但這種以網路建立起來的關係是不穩定的。

實際上，在網路上的夥伴，無論多麼聊得來，都有可能立刻切斷關係。而對於原本就逃避現實世界的迴避型依戀者來說，網路世界無法架起通往現實世界的橋梁。一旦安於待在網路世界中，想要朝現實世界邁出第一步就會變得相當困難。

網路世界中的人際關係不能給人腦提供足夠的社交刺激。在這種情況下，人的社會腦會陷入極度的運動不足，甚至機能衰退。隨著社會腦的衰退，依戀系統很難得到足夠的刺激，容易陷入癱瘓。這種生活一旦長久持續，就會加強迴避型依戀者逃避的傾向。

迴避型依戀者們必須把自己放在現實的社會環境中，去和看得見摸得著的、現實中的人打交道。與人交談時，要注意從對方的眼神和表情中揣測對方的想法。增加非語言交流和肢體接觸，才能活化社會腦與依戀系統。

讓別人靠近你並不可怕，只要交到擁有共同興趣、志同道合的夥伴，就能融入其中，享受社交帶來的樂趣。

打破邊界的時機

關係好的時候就要想著解決問題，否則到關係差的時候就很難解決了。

不少和迴避型依戀者戀愛的讀者，都問過我一個問題：「我可以現在就去告訴對方他是迴避型依戀者嗎？」

我的回答是：「你不要那麼激進。」

「告知對方是迴避型依戀者」這件事，還是需要分時機的，分為關係升溫期／關係降溫期兩大類。

通常來說，絕大多數的個案，在兩人關係急速拉近的階段，是不會意識到對方是迴避型依戀者的；而如果你是當關係開始走下坡路時，才接觸到這個概念，為了挽回這段關係，而與對方談起「迴避型依戀」的知識，這樣的做法是非常不明智的。

因為迴避型依戀者內心是自卑的，我遇到的諮商案例中分手的情侶，一半以上是因為迴避型依戀者產生了「我配不上你」的心態後，想要終止關係。在這種情況下，如果你選擇在此時，說明他們屬於某種特殊的人格，會讓他們的自我評價降到更低的水準。

「原來分手都是因為我是迴避型依戀者，看來我真的有很大的問題，我果然配不上你。」這是他們的想法。哪怕你是出於好意，只想提醒他們，而不是想要譴責他們，也會讓原本就自卑的他們誤會你的意思。

迴避型依戀者的同理能力比較差。通常活在自己的小世界裡面，很難感知到伴侶的情緒和意圖，所以和他們溝通這件事的時候，要儘量當面說，才能收到想要的效果。

我先生（也是諮商心理師）當初引導我的時候，他傾向於在我們關係比較好的階段告知我這個概念。即便如此，當時他提出這一點時，我的第一反應不是「這不就是我嗎？太好了，我有救了」，而是「我知道了，你說完了嗎？」。

直到後來，我們見面的時候，他在專業網站上找到了相關文章，把手機遞給我看。這樣當面的溝通，才讓我受到了觸動，意識到我可能是這類人格，才開始面對這個問題。

因此我認為，如果你想要告訴迴避型依戀者他們的問題，在關係升溫期比在關係降溫期好，線下溝通比線上溝通好。

當然，我也遇到過部分個案，在告知對方這個概念時，遭到了對方的反駁。對方可能會理直氣壯地告訴你：「我不是迴避型依戀者呀！」

這有以下兩種可能：

①你的誤判。

②對方的反應延遲。

我遇到過很多次這種情況：個案單方面以「分手後對方開始迴避」為依據，草率地把對方判斷為迴避型依戀者，其實這是大錯特錯的。分手後的迴避不等於迴避型依戀。

分手後對方的迴避，很大的可能是反抗的情緒。如果你是提出分手的一方，本來就對這段關係很失望，不想繼續了，這時候如果你的伴侶還不想放手，你是不是也想要儘快逃離他們？所以此時對方表現出來的迴避態度，並不是

「迴避型依戀」的心理表徵。

如果你想要判斷一個人是不是迴避型依戀者，應該依據沒分手時對方的行為表現。比如，你是不是經常感受到他「情感上的親近和行為上的疏離」，又比如對方是不是對獨立空間的需求比較大，很難感知到你正常的情緒回饋。

總之，不要因為對方在關係降溫期的表現而誤判，儘量在關係比較好的時候，一起認識這個概念，才有利於把關推進到真正親密的階段。

「我不知道，我也不敢問」怎麼辦？

比「直球」更高明的是引導式溝通。

面對「難對付」的迴避型依戀者，很多人都會覺得滿頭問號。比如：「他不回我訊息怎麼辦？」「他不積極不主動該怎麼辦？」有些事情不談還罷，談起來只怕雙方都會發火。針對這種現象，千萬不要只想著改善表面的問題。只要對方不改變依戀形式，就有可能會有反效果。

作為專攻迴避型依戀者的諮商心理師，我認為比起改善問題本身，更應該先考慮如何先建立安全堡壘。對迴避型依戀者們來說，

只要把安全堡壘建立起來，依戀就會隨之穩定下來。這麼一來，即便不去

處理那些浮於表面的問題，關係也會朝著正確的、你所期望的方向轉變。那到底該如何建立起安全堡壘呢？

一、回應方法的改善

當你想要進一步把兩人關係推進到下個階段時，你不需要試圖解決你們眼中的「問題」，而是回應迴避型依戀者當下的需求，維持關係的穩定。迴避型依戀者無法坦然表達自己內心的痛苦，也不懂得如何依賴別人。他們只會把心封閉起來，不是悶不吭聲，就是擺出無所謂的態度。但其實這些都不是出於惡意。

此時，責備他們「怎麼不說話」，或逼問「你倒是說啊」，對解決問題毫無幫助。他們不說話，其實是不知道應該說些什麼，直接要求他們表達，會使他們更想要逃離這段關係。

正確的方式是替他們說出內心可能會有的想法。如果你不擅長揣測對方的內心，你可以告訴他們，如果自己猜得不對，那麼他們什麼都不用回答，把雙方溝通的壓力最小化。

如果你懂對方，可以採用「你是不是覺得……」這樣的問句，替他們表達出內心可能會有的想法。只要沒有太多溝通壓力，你們的溝通就能夠正常進行下去。在這個過程中，他們溝通的欲望會被激發，開始訴說自己內心的想法。

而對迴避型依戀者們來說，你們也可以向對方詢問，是不是自己溝通不夠主動，坦白自己的弱點。這樣做可以讓關係中的問題及時得到處理。

對雙方來說，一定要有「同理心回應」，即在對方有需求的時候，能夠理解對方的心情並給予回應。

另外，還可以遵循「他冷你也冷，他熱你也熱」的溝通原則，跟隨著迴避型依戀者的步調來進行回應。這種溝通方法，既給他們鬆口氣的空間，又能夠製造若即若離的感覺，是一種不錯的選擇。

還有一種方法，就是以固定的頻率溝通，讓迴避型依戀者知道你不會突然消失。下次聊天時避開那些曾經讓雙方關係出現問題的敏感話題，製造其他話題去打破僵局。

二、心態調節的陷阱

迴避型依戀者本身就比一般人缺乏同理心。他們不懂得為人著想，很容易令朋友或者伴侶感到不滿。

對強烈希望獲得認同的焦慮型依戀者來講，迴避型依戀者的反應實在是太冷淡無情了。即便焦慮型依戀者一開始出於強烈的愛意，一次次忍住不發作，總有一天也會爆發，指責對方「太自私了，一點也不懂得替對方著想」。

迴避型依戀者對伴侶的指責往往一頭霧水，因為他們情緒感知能力延遲，所以不明白為什麼明明自己什麼都沒做，卻還會受到如此嚴厲的責備？即使伴侶告訴他們，他們應該反省，但由於他們過於獨立，忽視了同理心的重要性，所以很難立刻改變自己的行為模式。

在正常人看來，焦慮型依戀者其實是受了傷害的一方，所以他們會理直氣壯地用指責、逼問的方式，發洩自己的不滿。最糟糕的狀況是，當他們的忍耐達到極限後，直接分手是屢見不鮮的。

如果你還不想立刻分手，那麼你要找到「第二管道」去發泄自己在親密關係中受到的委屈，比如和好友傾訴、吃東西、看電影、進行心理諮商等。

這些第二管道既幫你發洩了負面情緒，同時也幫你累積了一些正能量，幫快沒電的你充滿了電，會讓你感覺好受一些。

三、相處狀態的突破

你可以嘗試配合對方的節奏與他們交談。其實迴避型依戀者的內心往往比較單純，只要這麼做，他們就會漸漸地主動打開心門。儘管迴避型依戀者與他人的接觸極為有限，但並非完全不與人接觸。興趣愛好是他們與外界之間進行溝通的橋梁。因此能和伴侶分享共同的興趣愛好是很重要的事。

當他們感受到朋友和自己有同樣的興趣愛好時，就會邁出與他人增強親近感的第一步。

如果你對他們的興趣愛好並沒有什麼興趣，沒辦法做到理解和支持，那麼可以在他們分享時側耳傾聽，表現出尊重的態度，就能提高彼此之間的信任感。

按照以上方法，很容易就可以走出「我不知道，我也不敢問」的困境。

走出親密關係的「隱恨陷阱」

吵架也可以是良性的。

當伴侶出於引導的目的去治癒迴避型依戀者的時候，要切記，不要讓自己的負面情緒長時間處於「不見光」的狀態，陷入「隱恨陷阱」中。也許你能明顯感覺到關係中的很多問題，都是迴避型依戀者可恨的性格引起的，把自己的情緒硬壓下去是不可能的。

憑什麼單方面為對方付出這麼多？憑什麼讓我一直忍耐？這些問題讓你愈想愈氣，你感到非常痛苦，那種壓抑情緒的內耗也會浪費你很多精力。所以，你一氣之下，選擇刪了對方的 Line，封鎖對方的電話。畢竟誰也不是聖人，面對伴侶的冷漠，失落的次數多了，誰都會有爆發的那天。

最好的辦法，是把原來在你潛意識裡並不自知的情緒拉到意識層面，意識到自己的不滿和焦慮。你就能阻斷焦慮不斷地疊加上的衝動。否則，每次發完訊息或者做別的事，總會期待對方立刻回覆，不時地看手機，看到對方沒回覆，有時可能還會忍不住再去追發一則訊息。

其實，無論你做什麼，真正的目的都是為了讓他們注意到你的情感需求，回應你的付出。那麼你就要狠下心來告訴自己：對方回覆與否，配合與否，你千萬不能太在乎。

如果你很在乎對方的情感回饋，就已經不自覺地把自己擺在了「低人一等」的位置上了，因此對方愈不配合你，不安感愈強。還會產生一種「他是不是不喜歡我了」的懷疑和沮喪。

當你能把這種潛意識層面的想法提到意識層面，有了自我察覺和反思，你就能從內心根本消除積壓的負面情緒，把你們的關係重新放到平衡的位置。

迴避型依戀者很可能並沒有不喜歡你，只是想要自己待一段時間。這時候正確的做法是保持情緒的穩定，表達自己對他們的尊重和理解，用溫和的方式讓他們明白，不管發生什麼，你都會在原地等他們狀態變好。

這種表現能讓他們感到溫暖，感到你穩定的人格，有利於降低他們迴避期的時間（一般來講，這種情況下的迴避期在7至20天不等）。我和先生戀愛一個月後，也感覺到戀愛壓力很大，開始懷疑自己為什麼要談戀愛，自己一個人待著不好嗎？當時我告訴先生，我要忙工作，沒空談戀愛，隨後直接消失了一周，讓自己能好好度個假。

我先生和以往的男友都不同。他沒有逼問我為什麼消失，也沒有像我第二任前男友那樣直接到我家樓下找我，他只是在我消失的第三天，輕描淡寫地發了一則訊息：「你想一個人待著，就多待一段時間吧，沒關係，我理解你。」也是那時候，我意識到眼前的這位男士，和我以往的男朋友都不同。

即使性別互換，道理也成立。如果在你們雙方並未發生什麼不愉快的情況下，對方想一個人待著，很可能不是你的問題，而是他自己的問題。這時候給他一定的時間和空間就好。如果你沒有輕易選擇放手，而是淡定地處理，你對迴避型依戀者來說真的是最理想的另一半。

讓自由的豹子遇上自由的樹懶

自由又親密是每個人都嚮往的境界。

雖然我寫的是迴避型依戀者，但在看我的文章的人，反而是焦慮型依戀者居多。為什麼他們不是迴避型依戀者，卻最先發現了迴避型依戀的問題，並且想要解決呢？

因為焦慮型依戀者的行為模式是「進攻型」，喜歡發現問題並解決問題，能積極地改變自己世界中不合心意的東西。迴避型依戀者反而不會主動看這些文章，因為他們的行為模式是「防禦型」，他們的心態是有問題就先選擇「無視」，實在應付不過去再想辦法面對。

有時候我真的覺得，如果讓迴避型依戀者去打仗，要麼當個逃兵，躲回自己的殼裡；要麼原地打坐，幻想靠著冥想和意念讓世界和平。用這種方式能解決問題嗎？完全不能。

每個人的成長都是一場看不見硝煙的戰鬥。「敵軍」就是這個世界給你的挑戰。今天，你可以靠緊閉的大門暫時躲過「入侵」，但或許明天、後天、大後天，「大門」就會被攻破，「敵軍」會攻占心靈的高地。到頭來，迴避型依戀者只能手舉白旗，靠逃避結束這糟糕的一切。

對於習慣防禦的迴避型依戀者來講，他們多半會傾向選擇一種讓自己舒服的模式來面對世界。在感情中，他們表現出比「佛系」更「佛系」的狀態。遇到問題就迴避，你走了也不挽留。對於自己得到的東西，起初是完全不會重視的，等到失去了才會覺得有些心痛。

「既然你不重要，即便有一天你走了，我也不會難過。」

「你果然還是走了，我幸好沒有看重你，看吧，我依然很好，哈哈哈。」

「哪有什麼地久天長，孤獨才是人生的常態。」

上面這些話，就是他們面對感情的內心低語。迴避型依戀者在關係的初期，一定會戴著面具和另一半相處。要是關係持續不到半年，他們絕對不會擔心失去，畢竟親密關係對他而言也沒多重要。

作為專注迴避型依戀這個領域的諮商心理師，我認為把迴避型比喻成一隻樹懶，是最貼切不過的了。而焦慮型依戀者呢？就像是一頭雷厲風行的豹子，機靈又敏捷。喜歡四處奔跑，享受隨風而動的快感，而迴避型依戀者喜歡慢吞吞地吃喝拉撒，硬生生把一天過成了48小時。

兩人在一起，要是逼焦慮型依戀者變成樹懶，一動不動會很痛苦；要是讓對方配合焦慮型依戀者的節奏，變成豹子，他也會很痛苦。

樹懶動作很慢，即便他想撫摸，一開始大概也會表現出要扇你巴掌的樣子。所以，不要聽迴避型依戀者說了什麼，要看他做了什麼。迴避型依戀者可能會擺出「不要煩我」的樣子，但依然會理你；迴避型依戀者可能說拒絕你，但依然配合你；迴避型依戀者可能說討厭你，但依然關心你。如果能稍微瞭解一些這樣的行為模式，可以減少很多溝通成本，避免不必要的失敗。

焦慮型依戀者情緒不穩定，大多因為不被理解；而迴避型依戀者的苦悶亦是如此。迴避型依戀者雖然進入親密關係的過程很緩慢，但要堅信彼此是能夠進入某種親密關係的。如果總是跑來跑去，一會兒想著親密相處太痛苦了，選擇逃離；一會兒又覺得自己還是愛他的，莫名其妙又跑了回來。曲折的彎路走多了，締結親密關係難度會變高，關係就會一直停在原地。

理解是相互的。焦慮型依戀者和迴避型依戀者可以一起閱讀這本書。雖然樹懶動作慢，豹子動作快，但至少在同一條賽道上，不是嗎？總有一天你們還是會重逢。

對焦慮型依戀者來說，跑得快一些，在乎對方一些，多付出一些又怎樣？每個人的愛和付出都有極限，你可以選擇保持一種穩定的速度，不增也不減，讓自己不會心理失衡就足夠了。

在關係的一開始，迴避型依戀者會慢一些，少在乎一些，少付出一些，但只要關係穩定下來，也會逐漸加深投入的，一開始只是一句不經意的關心，到了後面，就會發展為真正的親密關係了。而且，迴避型依戀者要在乎一個人很難，所以也非常專一、長情。

不一定要急著「改造」迴避型依戀者，更不要因為對方是迴避型，就給予特殊照顧，限制了自己想說的話，想做的事。如果真的喜歡對方，那對方在你身旁，你就會很開心，不需要強迫他趕緊從自己的世界裡出來。焦慮型依戀者要做自由的豹子，也要讓迴避型依戀者做自由的樹懶。

我常說「迴避型依戀者是需要被引導的」，他們就好比剛學走路的孩子，在親密關係中該做什麼事，該做什麼話，他們起初是不懂的，不做、不說，不代表他們漠視你，他們只是不知道怎麼做，不知道怎麼說。

喜歡上迴避型依戀者的你需要充當這段關係的領頭人。這種情況下，你是在「向下相容」，選了一個比你弱的弱者。因為對方比你弱，你只能暫時寵著對方。迴避型依戀者們感覺到有人理解自己，願意給自己一定的情感支撐，安全感就慢慢有了，信任感就慢慢多了。

「安全」和「信任」找到了，才會有心思去找「依賴」。當他們能夠依賴你了，你還怕他們不在乎你嗎？你還怕他們不擔心會失去你嗎？到時候再讓他們為自己愛的人做出改變，對他們來說感覺就完全不同了。

共同建構一段感情就好像在尋寶。在你們彼此共同尋寶的過程中，迴避型依戀者也早已完全把自己的真心交出。而你，早就已經成為他的唯一，他生命中不可替代的存在。

從「喜歡」到「愛」的六種路徑

喜歡是淺層次的愛，愛是深層次的喜歡。怎麼突破這一層，升級為對方生命中不可或缺的人呢？

看到這本書的讀者，一定有互有好感的對象。但是在與迴避型依戀者的溝通中，最讓人傷心、憤怒，但又無計可施的情形是：對方似乎不願意真心對你。你和他講了半天，也搞不懂他的真實意思，也就更談不上「親密無間」了。典型場景是這樣的：

你：「我明天想去玩密室逃脫，你要去嗎？」

他：「我不喜歡這個，不去吧。」

你看他不想去，就一個人去了。原本以為兩個人都滿意了，但等你回去後，他好像有點生氣，你問他原因，他卻說不出來所以然。

你：「我是不是做錯什麼事？我們聊一下好不好，我下次注意。」

他：「沒什麼。」

你：「你覺得我們之間是不是有點誤會？我想和你好好聊聊。」

他：「你不如想想待會吃什麼吧。」

你以為真的沒什麼問題，但過一會兒和他聊天，卻發現氣氛不對。

你：「今天胃口不錯啊。」

他：「什麼意思，是嫌我胖嗎，多吃一點也要說我。」

他永遠敷衍嚴肅的提問，不願意面對問題。他的躲閃讓你不知道他的想法，也沒法有效解決你們之間的問題。你正面出擊，他迴避，但情緒卻時不時冒出來。這段感情若即若離，甚至你開始懷疑他是不是真的喜歡你。

想要引導他就必須先瞭解迴避型依戀者。他在潛意識中對親密依戀的渴求一直都在，但是他的理智戰勝了對親密的需求。他總在擔心，一旦進入長期關係，對方會發現自己的缺點，進而失去對自己的熱情；也擔心你不會認真對待他的感情。

很多逃避型依戀者會不斷尋求新的親密關係，因為他們能處理短暫的親密關係，在這種熟悉的模式中才能獲得自己需要的安全感。這是一種多餘的自我防禦：為了讓自己不受傷害，索性不去面對自己的真實感受。

當你認真交流尋找與他的情緒共鳴時，實際上是在要求他面對自己的感情，這是他原本就做不到的。對於逃避型依戀者來說是個大問題，即使本意並不是製造問題。

如果你覺得太累了，感覺很不平衡，那及早止損對雙方來說都是好事。但如果你確定你是愛他的，並且有足夠的勇氣去面對他的若即若離，那麼請你繼續往下走，用你的耐心、陪伴和愛逐步獲得他們的信任和依賴，這也是一種嘗試和體驗。或許你也能得到一個真正愛你的他。那該如何耐心引導？

一、傾聽

能夠傾聽別人，對一段感情來說是最基礎的一步。大家可能覺得這是老生常談，但這一步對於迴避型依戀者來說十分重要。因為迴避型依戀者在成長的過程中，一直主動或者被動隱藏了自己的感受。也許是因為和父母的隔閡，也許是因為課業壓力重，他們認為很多感受即使說出來也沒用。

所以，他們往往會選擇自己默默處理情緒。如果他偶爾表達出一點點真實情感，一定要抓住機會認真傾聽。只要這樣做，他的信任就會逐步增加。一旦他知道自己的情緒能夠被你接納，你的認真傾聽就可能慢慢攻破他的心理防線。

二、好奇心

不要用自己之前的經驗預設他的想法。

帶著好奇心與他相處，會減少你們之間的誤會，也有利於維持彼此之間的新鮮感。源源不斷的新鮮感受會挑戰原有的觀念，激發出新的認知，讓你們時常保持愉悅和親密。

你可以去想一想，但不要直接問他的問題有：

「今天做了什麼事，心情怎麼樣？」

「今天有什麼特殊情緒（很開心、很失落……）嗎？是什麼事情引發了特殊情緒呢？」

「對於今天的共同經歷（一起看電影，一起去見了朋友），感受如何呢？」

「那些重大決定背後隱藏了怎樣的思考呢？」

「經歷過什麼造成改變的事情？又是怎樣消化這件事的呢？」

三、新奇體驗

不僅是和迴避型依戀者，和任何人相處找到一種新奇的體驗感都是很重要的。所以可以經常嘗試那些能夠重新喚起新奇感受的事情。

如果你們沒有一起做過以下的事情，就一起去嘗試；如果已經做過了，那就發揮創造力，創造出彼此之間的新奇體驗：

- 去陌生城市旅行。
- 偶爾精心策劃一次朋友聚會。
- 做一些有紀念意義的手工。
- 放下手機，一起去喝杯露天咖啡。
- 重走第一次約會的路線……

四、結交一些有豐富情緒體驗的朋友

迴避型依戀者們往往會把自己的情緒藏得很深，久而久之會認為自己沒有情緒。所以如果結交一些積極、有豐富情緒體驗的朋友，就能夠透過朋友瞭解到正常人的情感模式。

而且，一個這樣的朋友會分散你們的注意力，讓你們不用總是在關係中鑽牛角尖、擔驚受怕。

五、增強資訊傳遞

一個男人悶悶不樂地回到家，妻子和他說話，他只是敷衍一下。第二天，他一臉陰鬱，一言不發地上班去了。妻子以為男人不愛自己了，其實一切只是因為男人回家前看到自己喜歡的球隊輸了比賽。

在這個故事中，男人給出的資訊和妻子接收到的資訊間，存在很大的差異。實際上很多戀情都是因為這種誤會而終止的。

對於容易缺乏安全感的人來說，我們不能理所當然地認為，對方會理解我們的做法。哪怕只是晚一點回來，也需要把原因告訴對方：

「我今天晚點回來，大約××點（給出具體時間）吧。」「我不確定會議什麼時候結束，結束的時候我可能沒辦法立刻打電話，但我到了飯店一定打視訊電話給你。」

這不是說，女性在關係中需要不斷溝通，變成嘮叨的「管家婆」，遵循一定標準的就好，具體的標準在哪裡，你們可以透過溝通不斷調整。雙方都需要不斷引導對方去表達自己真實的想法。

讓雙方能夠建立一個雙向的、有效的資訊傳遞，減少誤會。同時，你們需要建立更有效的解決問題的方式，比如：約定好如果生氣了就不說「晚安」，根據這個訊號知道對方生氣了，減少無謂的猜測；如果吵架了，雙方在冷靜下來之後，可以互相說句「對不起」。

六、逐步建立承諾

迴避型依戀者最怕的便是承諾，他們可能會說「我只想談戀愛，不想結婚」之類的話，如果你完全順著他，為了不給他壓力，不對未來做出任何承諾，很可能他並不會領情，反而無法從你這裡獲得安全感，最終這段關係有可能以分手告終。

如果前面的五點你都完全做到了，那麼可以嘗試著勇敢一點，逐步讓雙方建立承諾——哪怕冒著分手的風險，因為一段感情終究要不斷發展的。對於各種類型的依戀者來說，都一定要踏出勇敢的一步。所謂勇氣並不是沒有恐懼，而是心懷恐懼，仍舊向前。

雖然已經過去，我還是期望你在

挽回一個失望透頂的對象，是可能的嗎？

在愛情裡失望是種怎樣的體驗呢？那種失望，不是憤怒，也不是痛苦，是一種讓人產生無力感的失望，就像所有的燈都接連熄滅。就像那些停電的日子。小時候最害怕停電。看不到每晚的卡通，燈光熄滅，連人也變得沉默起來。瀰漫的孤獨感讓人無所適從。

愛情中也會有這樣的停電時刻。一個冷漠的背影，一句不耐煩的打斷，一場意興闌珊的電影，一個不在乎的眼神。雙方中的某個人，一定會敏銳地察覺到，有什麼東西悄然橫亙在他們之間裡，裂縫出現，兩個人不再親密無間，被某種力量推著漸行漸遠。

我曾經接待過一些正在遭遇停電的女孩們，她們告訴我：每一次停電，都會消耗一部分愛情的能量。停電的時間久了，就難免會想要分手。

錢鍾書在著作《圍城》中藉唐曉芙之口說：「我愛的人，我要能夠占領他整個生命。」因為失望而和你分手的人也是這麼想的。

往往不是因為不夠愛，而是因為很愛，對另一半有著過多的期待，所以無法承受在一次次的期望之後，又一次次失望的沮喪，愛情滿是裂縫。最後選擇分手，是一瞬間的決定。

一瞬間的決定背後是無數次累積的失望，沒有無緣無故的分手，有的只是不再忍耐。

我的一位個案小金，找到我的時候，她也不清楚自己的問題是什麼，只是和男朋友在一起後，覺得自己的狀態變得很差，無論做什麼都覺得很累。

深入溝通後才知道，她的男友往往會隔幾小時才回覆一則訊息。問他，就輕描淡寫地一句「剛剛有事出去了」，從來都不會因為遲回訊息，主動和小金好好解釋。

小金生病了，只能自己去醫院，男友從來沒想過抽空陪她一起去。一起出去玩，只有小金在查路線，男生到旅館就休息。這個男生也很少關注小金的情緒變化，哪怕她已經有些不開心了，也沒想過認真地溝通一下。

一開始，小金告訴自己，愛就是恆久忍耐，也許只要等下去，他就會變得更成熟了呢？但時間一天天過去了，他始終沒長大。

漸漸地，小金才明白，愛情不能只靠一個人的忍讓維持下去。長期壓抑和累積負面情緒，再好的感情都有一天會被消耗殆盡。這種因為失望造成的分手，丟失的不是好感，而是信任感。

一直忽視伴侶的期待，導致對方對這段關係已經不抱任何期待。很多時候，感情中的停電不是偶然發生的，而是能量早就被消磨殆盡。

所以，迴避型依戀者如果想要挽回另一半，只有真真切切讓她看到你已經改變或者正在改變，才會重新對你抱有期望。作為「被期望」的那一方，應該要嘗試瞭解你愛的人心裡的念頭和想法，即時回應對方的期待，建構對未來的憧憬。

你要告訴她：你想和她一起創造想要的未來，你對未來的規劃，你願意成為她一生的伴侶，她自然會重新開始期待你。

親密關係裡的雙方都要付出，即時回應伴侶的期待是戀愛的美好之處，建構兩人對未來的憧憬，也是長久關係的基石。畢竟一段沒有未來的戀愛，誰還會想要繼續呢？

你可以這樣對你想要挽回的伴侶說：

其實前段時間我一直在埋怨你，為什麼你要跟我分手，讓我這麼難過？可當我冷靜下來之後，回想我們的感情，我才發現，殘忍的那個人其實是我。我一直自私地從你身上獲得愛，卻沒有讓自己變成你想看到的那個人。看著你離開我時的那種失望的眼神，我有些心疼。

可是人就是這樣，往往在失去之後才能意識到自己的問題。剛開始，我覺得現在改變已經太晚了，你已經離開我了。可是慢慢我才發現，我的很多問題，要你回來才能夠改變，憑我自己是做不到的。

一直沒能告訴你，我曾經好好設想過我們的未來，曾經憧憬過我們可以相伴一生，或許是因為覺得時機還不夠，所以把這些默默埋藏在了心底。抱歉，是我太幼稚，讓你這麼失望，也謝謝你讓我意識到了自己的問題，是你讓我成長。

當你把這段話傳給對方之後，對方的第一感覺是什麼？是覺得你變了，變得比以前更成熟了，變得比以前更好了。這個時候你可以試著先和對方做朋友，再逐漸去嘗試復合，人與人之間的關係需要層層遞進，才能夠更加的穩定。明白了這些，你也可以當一名合格的「愛情電工」。

不一廂情願的好，才是感情中平等的狀態。

透過影片
了解更多……

PART

6

告別依賴無能的自己

我和你在一起，是舒服的、
自在的、溫暖的、安心的、幸福的。
無關你的價值，
只要是和你這個人在一起，
我就覺得很值得。

情緒價值高的人，緣分都不會太差

情緒價值不是簡單地讓對方開心，而是能有效調節對方的情緒。

迴避型依戀者們往往在硬實力方面沒有太大問題，感情受挫往往是軟實力遭遇滑鐵盧。在諮商中，我發現一個奇怪的現象：很多個案要顏值有顏值，要能力有能力，但還是面臨著「被分手」的境遇。這樣的尷尬其實和心理學中被稱為軟實力的「情緒價值」有關。

凡是稍微接觸過情感理論的人都會知道，提供情緒價值就是我們常說的「嘴甜」，讓對方開心。不過，僅僅讓對方開心，只能算是初級階段提供情緒價值的能力。稍微高級一點的提供情緒價值的能力，其實就是控制對方情緒的能力：你有能力能讓對方開心，同樣也有能力讓對方難過。

深層的情緒價值同樣也是長遠戀愛的根基，也就是我們在親密關係中所想要達到的層次——讓伴侶在精神上與你緊密相連。很多人在戀愛的過程中，都做過這樣的蠢事：

· 在不恰當的時候，分享自己的生活趣事。
· 為了緩解聊天的尷尬講了個笑話，結果更尷尬了。
· 企圖討好對方，讓他愛上你。

毫無例外，這些行為都只會加深對方認為「和他戀愛真無趣」的心理。在硬實力上，你也許並不比別人差，軟實力卻拖垮了你。軟實力與硬實力都是一個人不可或缺的價值。情緒價值是親密關係中更勝一籌的價值，可以壓倒性地戰勝其他方面。

為什麼說情緒價值更勝一籌呢？一般來說，一個人的相貌、學歷、收入、家庭環境等條件，都沒有辦法馬上改變，而可以快速改變的就只有提供給對方的情緒價值。

既然對方選擇和你在一起，說明你的硬實力過關，起碼是對方接受的範圍內，之所以無法持續在一起，是因為你軟實力（情緒價值）上面的欠缺，比如情緒掌控能力差、同理能力差、矛盾處理能力差等。

一、情緒價值的基礎：情緒穩定

動不動一哭二鬧三上吊，動不動「翻舊帳」，這是情緒控制你的表現。這樣的行為好像人格分裂，怎麼能讓對方相信能和你長久相處呢？

許多二十歲出頭的個案，分手的原因無一例外，都是無法控制好失衡的情緒，因吵鬧而分手。學會操控自己的情緒，需要做到以下兩點：

①不管有什麼情緒，照顧好自己

控制情緒的基礎是照顧好自己的身體。解決一切問題的基礎是吃好、喝好、睡好，保證基礎的體能。如果你預計到今天會可能會面對情緒大波動的事件，那要確保當天需要消耗自控力的事情不多，比如那天沒有在節食、考試、處理高難度工作。因為，人的自控力有限，在這裡消耗掉，在那裡可能就會沒有餘量了。

②優先感受善意

當你遇到正面衝突的時候，需要學會採用「無罪推定」的方式思考問題，也就是先假設對方是關心你、愛你的，然後想想他們對你好的時候，再對比一下你認為他們對你不好的時候。如果沒辦法找到切實的證據證明他們不愛你了，就把潛意識「他很愛我」的聲音提升到意識層面，用自控力克制自己有可能做出的一系列情緒化的舉動。

只有當你們的感情是持續的、穩定的，對方才能夠獲得「踏實感」，而踏實感能夠持續穩定到後期，就是「習慣」了。在這個過程中，如果你的情緒是反覆的，並且甚至會試探性地多次提出分手（哪怕是假性的），那你們的關係也會斷斷續續，踏實感就沒辦法形成，又怎麼能指望長久的關係呢？

二、情緒價值的前提：自身的積極狀態

要提供良好的情緒價值，首先本身得是個積極樂觀的人。整天愁眉苦臉地

擔心對方會不會離開、一成不變地希望對方能夠按照你的想法做事，其實都是在索取情緒價值的索取。能提供情緒價值的人是能夠自給自足的人，不會經常性地索取情緒價值。

除了不開心、抱怨、批判、責備，質問對方「為什麼不愛你」了，也是索取情緒價值最常見的表現。想要讓對方感受到你的積極情緒，作為另一半，最簡單的方法就是誇獎對方。

為什麼有的人會說，「我已經每天在提供正向的情緒價值了，怎麼感覺沒有用？」那是因為你只看到了表象。換位思考一下，要是有人有事沒事就誇獎我，要麼是別有用心，要麼就是對我另有所求，不接受這種的情緒價值是正常的。

誇獎也是講究方法的，如果成天毫無原則地誇獎對方，會讓對方有不切實際的感受。要學會基於實際發生的事情去誇讚對方。比如你們相處過程中，對方煮了一道菜，雖然口味沒有那麼合你的胃口，但是你感受到了對方的心意，可以誇獎他「手藝不錯」。

一個人貪戀情緒價值的本質是想要被愛和被接納。從某個角度上來講，我們提供情緒價值，實際上就是告訴對方：「你是值得被喜歡的，我是喜歡你的，接納你的，所以我會願意為你付出。」

往往感情中一直討好對方的人，情緒價值是最低的，因為你太穩定了，對方都不需要為你投入他的情緒價值。所以在親密關係中，沒必要一直去討好另一半。

我們不需要迴避矛盾和衝突，也不要一直絞盡腦汁逗對方開心。有時候要求對方付出，也可以成為一種情緒價值，這也就是我下面講到的「服從性測試」。

三、情緒價值的策略：「服從性測試」

服從性測試是請對方做一些事，確保他是願意為你付出。討好型人格就屬於無條件服從的一類人，他們在親密關係中通常會接受對方的一切要求，即使有些要求會觸犯他們的原則和底線，他們也會選擇隱忍。在他們的思想中，因為愛你，所以就要為你付出一切。當然很多時候也能不能直接拒絕對方的要求，那麼該怎麼辦呢？

在做任何事情前，都需要記住這個原則：「我願意聽你的，願意做事，不是因為我愛你，而是因為你愛我。」

追求一個人的底層邏輯，並不是「我對你付出，所以你會無法自拔地愛上我」；而是「我引導你為我付出，然後讓你習慣，進而讓關係無可取代」。這裡需要提到一個「投資原理」。他為你做的事情愈多，他為你花的心思愈多，那麼他就會認為「他很愛你」。

每當你選擇順從對方，對他好的時候，你都要明確知道自己能獲得什麼情感回報，並且強化對方為你付出。如果他態度冷淡，即使你再焦慮、再恐慌，在沒有實質性的證據之前，你都需要抵抗這種情緒。因為，情緒價值的基礎是情緒穩定。如果連第一關都過不了，後面還怎麼打怪升級呢？

用在生活實例中，例如：你可以和男友吐槽自己有賴床的習慣，通常鬧鐘都叫不醒。這時候一般男人都會接你的話，表示明天可以打電話叫你起床。如果你的男友比較木訥，不擅長表達，你也可以直接和他說，希望他能給你早安電話。

不要小看這個早安電話，雖然是一件很小的事情，但要做到這點，就要想著明天早上要叫你，得先定個鬧鐘，不能別耽誤你。那麼臨睡前和第二天早上他都會想這件事情，這其實就是對你的情緒投入。

接著可以再深入一點，下次工作重要提案之前，可以對他說：「早上叫我起床後，能不能順路帶早餐過來，昨天我熬夜加班太晚了。」

這比之前你要求他做的事情難度上升了一點，但是他之前已經服從過你一次了，這一次他很有可能會習慣性地服從你。

讓自己看起來「難以獲得」，對方要一點點付出，才能得到你的好。一味地無底線付出，只會讓你看上去很「廉價」。試著使用服從性測試，一環扣一環，讓男人一點點積累他對你的付出，最後他就會發現自己已經完全離不開你了。

獲得你的親密、激情和承諾

你要堅信，愛是一種可以學習的能力。

我遇到過不少人向我抱怨，他們陷入了假性親密關係。一起吃飯，明明心裡有委屈，也會搶著付款；看一場電影，就是兩個人在黑暗中把電影看完；約好一起出去玩，沒有誰會特意計畫；吵架了，不開心了，買個禮物就算和好了；可以聊天，但聊的內容幾乎全是娛樂新聞。

這樣的關係一切和平友好，好像也很甜蜜。

可是，一觸碰到親密關係更深層次的問題，像是工作導致的遠距離交往，原生家庭導致的婚姻問題，工作壓力導致的抱怨和焦慮，在一起也從未想過是戀愛，還是想結婚，甚至是一碰到金錢問題就有衝突，對方好像沒有自己的主見，問他也問不出個所以然。

這種感情多數走一步算一步。兩個人看上去關係還不錯，相互保持尊重和理解，但缺乏一種緊密的情感連結。簡單來說，其實沒有打開自己的世界，也沒有走進過對方的內心，並沒有因為戀愛而豐富自己的精神世界，只是找了一個人來打發無聊的時光。當怦怦跳動的心安靜下來，生活的真相才開始算起帳。

如果說真正的親密關係中的雙方，都是具有同理心的換位思考能力，假性親密關係中的雙方，通常乏這種深度戀愛的能力，他們傾向於保護自己，而不是在舒適安全的狀態下給對方提供情緒價值。

美國耶魯大學心理學教授羅伯特．史坦伯格 (Robert Sternberg) 愛情三元素理論中提出，**好的愛情應該由親密＋激情＋承諾或親密＋承諾所組成**。

承諾是良好親密關係不可或缺的一部分，而當下很多人所經歷的感情，卻缺乏對未來的承諾。很多時候，他們用形式上的「配合」掩蓋本質上親密關係的匱乏。究其根本，這是一種「愛的能力」的缺失。

我們跟一個人相處就是磨合兩個人的脾氣；我們有可能從另一半的身上學

「愛情三元素」理論

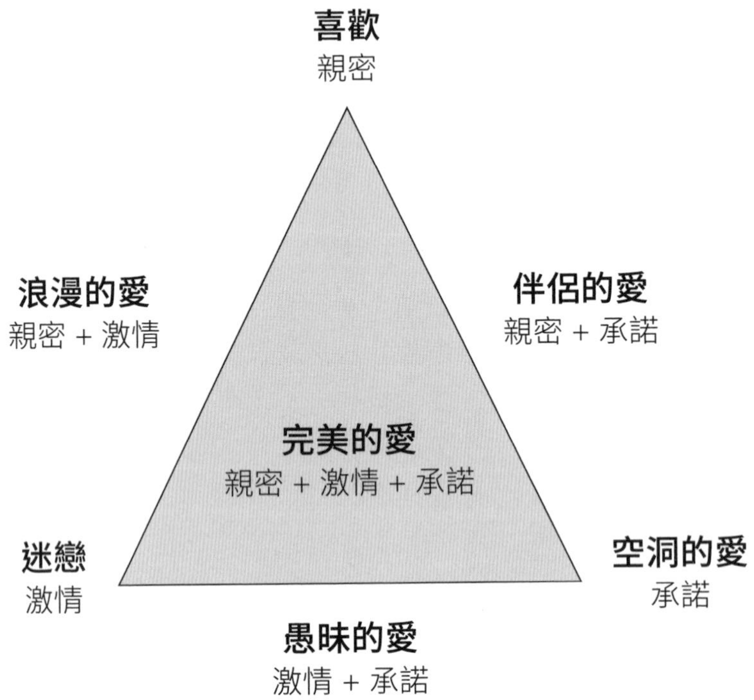

到壞習慣，也可能學到好習慣。

比如，你有不依附別人的經濟能力，他有乾淨俐落的執行能力；你很熟悉辦公軟體，他很擅長攝影設計；你偶爾賴床不化妝，他總是深夜偷吃宵夜。一個人的自律能力會帶動另一個人，同樣一個人的負能量也會傳染給另一半。

這種情況下，清晰的邊界感和情感交流就非常重要了。談了很久的戀愛，在意見不一致時，彼此能夠理解對方的苦衷嗎？在賭氣鬧彆扭時，彼此能夠解決那些糟糕的問題嗎？在遇到誤會時，依然願意相信對方，聽完他的解釋嗎？重要的是，在聊天的過程中，能否清晰地表達想法、需要、自我認知，不藏事、不藏話、不藏拙？

換位思考其實不少人是做不到的，可以換「位」，但是思考方式還是原本的思考方式，並沒有因此理解對方的內心。

比如，我不嫌棄你吃路邊攤，不嫌棄你的工作不好，不嫌棄你的家庭不好，你也不能嫌棄我。如果當你「換位思考」的過程中，腦海中常常會萌生出類似的想法，那就證明這個換位思考徹底失敗。這不叫換位思考，表面上顯得很大度，實際上反而是計較的表現。

戀愛是平視，不應是俯視或者仰視。

華盛頓大學的社會心理學家約翰．高特曼（John Mordechai Gottman）和妻子一直致力於研究婚姻，想要弄清決定一段長期親密關係好壞的因素到底是什麼。

他們發現那些最初都非常相愛的伴侶來說，最容易導致分手的並不是多麼大的困難，而是生活的瑣碎問題。在一段關係的中後期，決定能否幸福過完一生的，是雙方如何在細節上處理這段關係。

而喪失戀愛能力的人，處理細節問題的方式就會像上面所說的那樣，用俯視的姿態，勸自己包容，勸自己忍耐。談戀愛可不僅僅是兩個光鮮亮麗的人站在一起說說笑笑，而是兩個人傷痕累累卻依然緊緊抱在一起，依然期待明天。

其實，大多數人缺的不是戀愛對象，缺乏的是戀愛能力。而戀愛能力，有時候並不一定需要從戀人身上才能學到。不善於表達、無法感同身受、不相信自己值得被愛都是缺乏戀愛能力的表現。

我們都以為自己生來就會愛，但實際上，我們生來可能得到過愛，享受過愛，而不是學會了愛。

你要堅信，愛是一種可以學習的能力。你要停止抱怨不完美的原生家庭，為自己的成長負起責任。

對方能感受到的愛，是從你的行為和語言中表現出來的，而這些外在表現是可以透過模仿，慢慢建立起來的習慣。正向回饋建立了，你的愛就會有良性的循環。

重建愛的能力

所謂安全感，並非一種感覺，而是可以模仿的行為模式。

比昂（Wilfred Ruprecht Bion）的「客體理論」指出，一個人的依戀模式主要由兩個命題來決定：

①我值不值得被愛？（自我價值認同）

②別人值不值得信任？（他人價值認同）

這兩個問題的答案，決定了你是哪種依戀類型。

焦慮型依戀者往往是第一個命題出現了困擾。從小被情感忽略的經歷讓他們感覺自己似乎不值得被愛，很害怕被拋棄，他們很容易貶低自身的價值。

迴避型依戀者往往是第二個命題出現了困擾。他們在過往的經歷中發現，愛情靠不住，獨自一人才能讓他們感到安全。

對於迴避型依戀者來說，自己為自己創造的價值是高的，但是他人帶給他們的價值很低。對於感情，他們不是不想愛，而是不敢愛。他們覺得一旦走進一段確定的關係，最終總會傷痕累累，與其遍體鱗傷，不如早點撤退。因此迴避型依戀者會產生「我不需要別人」的信念，以「冷漠」當作自我保護的盾牌。但是他們真的不需要親密關係嗎？不見得。

迴避型依戀者在戀愛中缺失的東西主要是安全感。所謂安全感，指的是我們在跟他人互動的過程中，我們是否相信自己會被對方接納、認可、喜歡。

「安全感」通常又分為兩個部分：

①「外在安全感」即安全感的外在表現，在親密關係中不容易感到緊張或焦慮。比如一個女生老是擔心男朋友愛不愛她，害怕自己有一天會被拋棄，這就是沒有安全感的表現。

對於迴避型依戀者來講，他們更擅長隱藏自己的情緒，壓抑自己的內心，因此常人很難察覺到他們有沒有外在的安全感。

②「內在安全感」的概念是，人們能否相信自己可以真正獲得一段穩定的

親密關係，說得直白一些就是自己「配不配得到幸福」。

外在安全感和內在安全感並不是簡單對等的。外在的安全感就好比水面上的小鴨子，看上去已經「平穩」落在水面上，但實際上代表內在安全感的鯨魚在海底可能已經快要窒息。

安全感更多時候是一種細膩的內在需求。心理學大師榮格曾提出過「人格與陰影」的理論，簡單來說，當一個人表現出A面時，負A面就被隱藏起來了。在關係中，一個人愈是極力強調自己不需要任何人，就說明，他們壓抑自我的需要也愈深。

只是，當流露出脆弱時，他們很容易被強烈的不安全感吞沒。於是，為了提升自己的安全感，迴避型依戀者會用「獨立」來掩蓋自己的需要。事實上，真正獨立的人都是很靈活的。他們既能表現出獨立的一面，也能表現出依賴的一面，不會因此覺得羞恥。他們的行為可以根據對方的需要，或實際情況的變化，做出相應的調整。

反過來說，總是以「獨立」為藉口，拒絕一切情感的索取，拒絕任何脆弱的流露，其實是一個人很沒有安全感的表現。

如果把迴避型依戀者所需要或所認可的安全感劃分為兩個層次的話，它主要分為：

①安全的關係模式

這個層次主要指的是伴侶能夠給予迴避型依戀者們關注，讓他們感覺到自己身處在這段關係中，是被對方重視、喜歡的，是可以作為關係的掌控者出現的。

這樣的模式如果最初沒有建立起來的話，掌控感會出現一些問題，會讓迴避型依戀者們覺得自己必須做點什麼，才能夠獲得伴侶的青睞；或認為保持自我是不好的，是不配被人喜歡的。

②安心的回饋機制

指的是伴侶能夠關注迴避型依戀者的情緒和陪伴，讓他們能夠感受到「對方不會離開，會一直陪著自己，而且能夠幫助他們去處理那些多餘的情緒，直到他們不再需要為止。」

回饋機制向內精細劃分，可以分為——持續穩定的踏實感（讓迴避型依戀者信服你不會離開）和分擔多餘情緒的責任心。迴避型依戀者就好比任性的孩子，他們是很難獨自承擔太大的負面情緒的。

我遇到的案例中，常見的情況就是迴避型依戀者常常會莫名其妙「消失」，訊息不回，電話不接，甚至拒絕和你見面。這時候他們的伴侶會開始感到不安，習慣性地用講道理或責備的方式來宣洩自己的委屈感，企圖讓迴避型依戀者能夠瞭解他們的感受。

對於正常的成年人來說，承擔這樣的負面情緒並不是什麼大事，愧疚也好，沮喪也罷，畢竟從表象來看，的確是自己犯錯在先。

但是對於迴避型依戀者來講，這是一件難以承擔的大事。因為他們有著超乎常人的愧疚感，日積月累，這樣的責備會成為根深柢固的愧疚，讓迴避型依戀者慢慢地堅信「你和我在一起很痛苦」。

如果迴避型依戀者們消失了，正確的方法應該是讓出一定的獨立空間給他們。比如：「你是不是最近心情不好？看你工作壓力滿大的，要是我也想要一個人休息一陣子，沒事的。」

如果你愛他們，可以安撫、幫助、理解他們的行為，同時也委婉表達了你自己的感受。這個解決辦法來自於英國精神分析學家比昂的「客體理論」。

你需要把迴避型依戀者承受不了的感受，用自己的理解分析完，再返還給對方，這樣就能幫助迴避型去認可安心回饋機制的穩定性。如果這個回饋機制無法建立，那迴避型依戀者在親密關係中就經常會體驗到：

- 是不是所有人最終都會離開我啊？
- 我也不知道為什麼，別人就走了。到底是我哪裡做得不好啊？
- 反正別人離開是早晚的事，我乾脆離開他們好了。

對迴避型依戀者們來說，你需要注意回饋的一致性。比如今天他們迴避，你給予了耐心的理解，明天他們迴避，就不要施加責備的怨氣。

協助迴避型依戀者建立安全模式的前提，是你的內心穩定。如果你經常體驗到類似焦慮型依戀的感情，就先別顧著幫助迴避型依戀者，因為你自己很可能也已經傷痕累累了。在心理諮商中，我幫助個案修復安全感通常有三個步驟「建立關係—分析現狀—支持改變」。

在諮商的過程中，和個案建立的全新關係，幫助他們重新體驗那些不好的過往經歷，獲得對於事物正確的評價和看法。有不少個案在結束輔導後，說他們對我印象最深的，不是我到底和他們用什麼方式溝通，或溝通了什麼，而是無論他們說什麼，他們都會堅信我不會去批判他們，我會採用包容和理解的態度幫助他們去正視那個不完美的自己。

我常常用自己的諮商經驗以及慣用的理論知識，幫助個案分析：

- 擁有內在安全感的狀態是什麼？
- 關係的進程到底卡在了什麼地方？
- 你們需要改變的到底是哪一部分人格？

希望不管哪種類型的依戀者，都可以在本書的幫助下，重建自己的安全感。

一起學會適度依賴

關係中最重要的是，讓對方明白，你希望他怎麼做。

如果身為迴避型依戀者的你們真正喜歡上了一個人，但是又覺得對方觸犯到了你的「底線」，千萬不要任由主觀想法控制你，一言不合就想著放棄這段關係。此時你需要捫心自問，是不是你內心的壓抑系統又開啟了？壓抑系統指的是：想當然地認為自己不愛對方，有意壓抑自己的情感。

你要告訴自己，你其實是嚮往親密關係的，對方其實也沒有那麼「可恨」，你看到的並非全是事實。你需要破除「我得趕緊找下一個」的行為模式，在對方沒有犯一些常規的原則性錯誤（比如欺騙你）的前提下，多給自己一些耐心來看清楚對方，而不是任由主觀想法來評價一個人。

當你開始這樣想的時候，需要勇敢走出自己的舒適圈。找找周圍的朋友、家人去聊聊你們的戀情，請他們客觀評價對方的所作所為。他們能夠幫你正視伴侶的價值。

此外，迴避型依戀者常常把「依賴」和「獨立」兩個概念混為一談。在他們的觀念裡，依賴就意味著不獨立，獨立就意味著不能依賴。這樣的想法是大錯特錯的。

安全型的人會怎樣做呢？有時候會把工作放在第一位，於是會為了工作耽誤陪伴伴侶的時間；有時候有會把伴侶放在第一位，推掉一些其他的事情來增加兩人之間的感情。他們處理感情問題的方法是非常靈活的。

在親密關係中，依賴和獨立並不是魚和熊掌不可兼得的事情，只要你把二者控制在合理的範圍內，兩者是可兼得的。你的事業、興趣愛好、親朋好友都是自我價值組成的重要部分。而迴避型依戀者往往會認為獨立和依賴是相互衝突，是不可兼得的。

所以需要改變「凡事只能依靠自己，絕對不能依賴他人」的固定思維，實際上，愛情裡既依賴又獨立的關係，才能夠更長遠地維繫下去，缺了哪個都是不健康的。

因此我非常建議迴避型依戀者，盡可能模仿安全型的處理方式，去對待讓你所恐懼的親密關係；在多次模仿後，你們就會形成行為慣性，漸漸消除錯誤觀念。

如果可以的話，迴避型依戀者的另一半如果是焦慮型依戀者的話，可以先向安全型依戀者學習，再引導迴避型也向安全型學習，兩人一起遠離迴避的狀態。如果你們的關係長期處於焦慮—迴避的相處模式下，「你追我趕」的戀情會對你們的生活和健康帶來負面影響。

很多人都會覺得迴避型依戀者是沒有感情的怪物，和他們相處不痛不癢，好像沒什麼事能讓他們有情緒的波動。其實他們所壓抑的，正是他們潛意識深處最渴望的東西：依賴。

由於他們的悲觀，總覺得別人靠不住。因為意識層面覺得自己這個需求是錯的，也會否定別人對依賴的需求。對迴避型依戀者們來說，我們可以用「情緒容器理論」來總結讓伴侶關係變得親密的方法。當一個人能承載你的情緒，你就會覺得跟他很親密。

當你難過時，你可以找他哭訴。

當你憤怒時，你可以找他發火。

當你焦慮時，你可以找他宣洩。

當你開心時，你可以找他分享。

對方「接住」了你的喜怒哀樂，這時候他就會感覺到和你是親密的。你的情緒借助他提供的情緒容器，實現了流動，當情緒流動的時候，親密就產生了，長久的吸引也就產生了，

而對迴避型依戀者的另一半們來說，你對他們付出的過程中，可以物質上的（送禮），也可以是精神上的（陪伴、關心、包容）。因為你是付出方，迴避型依戀者對你的付出會有壓力，他們不喜歡虧欠人，所以在這個時候你可以明確表達自己的需求，比如讓對方有機會報答你，引導迴避型依戀者一步步按照你的台階配合下去，我稱之為「引導回報」。

想要引導迴避型依戀者按照你需求的方向發展，「引導回報法」是最好的一種。想要一個迴避型依戀者配合你，可以這樣做：

①你可以適當為對方付出一點，但千萬別付出太多。

②明確告訴對方自己的需求是什麼。

比如，你直接和對方說「我希望你積極和我溝通」，迴避型依戀者一定做不到。這不是因為他對你有什麼不滿，而是因為對方不知道「積極溝通」是怎麼回事。他們在感情方面，就好像剛學會走路的小孩子一樣，是需要你一步步指導的。

引導回報法中提需求的部分，也有兩條注意事項：

①提出的需求可以按照「階梯式遞增」的方式進行。如果一開始就提出了難度過大的要求，對方未必能夠達到。

②雙方一定要及時給予對方正面回饋，不管是言語上的肯定，還是物質上的支持，對他來說都可以獲得一種「只要我努力了，對方是能夠看得到我的改善的，我的努力是有回報」的成就感。

對迴避型依戀者來說，你們一定要明白，能夠依賴別人並不是壞事，保持適度就可以。

「分手了還是朋友」，可信嗎？

真分手與假分手，區別到底在何處？

在我的諮商經驗中，很少遇到迴避型依戀者和你提出分手後，還會主動提出做朋友這種情況。不是完全沒有可能，但迴避型依戀者在提出分手後，還想繼續和對方做朋友，機率是極低的。為什麼這麼說呢？

對於迴避型依戀者而言，他們習慣的行為模式介於逃避和爆發二者之中，逃避比爆發更為常見。哪怕是在戀愛的過程中，他們只要有感覺到不舒服的地方，或是僅僅出於對個人獨立空間的維護，他們也經常採用逃避的方式，縮回到自己的世界。而在和他們爭吵的時候，情況就更是如此。

作為他們的伴侶，不免想用追問的方式來瞭解他們內心深處的真實想法，但這對於不擅長表達、不擅長敞開心扉的迴避型依戀者來講，更是會採用迴避的方式，躲一陣是一陣。更何況，迴避型依戀者們本身是自我意識很重，很難換位思考的人，分開後他們更難以「共同體意識」真正地反省自己在這段關係中存在的問題。

在他們的思考裡，分手的原因全是對方的責任和過失，「是你這麼不懂我，才會導致我們的分手」。

之前會有個案問我，「老師，你認為迴避型依戀者和我分手後，他會想起我的好嗎？」

我的回答是：「不會。」

因為他在你們關係好的時候，都不懂得反省自己的問題，也不懂得用換位思考，在你們關係不好的時候，又如何能做到呢？

說到這裡，大家應該能夠明白我的話中之意了。迴避型依戀者出於自卑的性格，會習慣性貶低配偶的價值。我們之所以選擇和一個人做朋友，必然是由於對方身上存在看得到的價值。也許是性格非常樂觀，也許是讓人感到溫柔可親，這些「非功利」的價值，也是一種價值。

總之，迴避型依戀者如果主動說了「分手了，還是朋友」之類的話，說明你身上存在著他欣賞和認可的價值，他也並沒有完完全全地開啟迴避機制，並不想要你們的關係徹底一刀兩斷。他多半打著「做朋友」的幌子，想繼續維繫這微弱的關係連結。

我們可以把這樣的行為訊號理解為「假性分手」。此時身為伴侶的你如果馬上撤退，那這股微弱的訊號就會徹底「熄滅」。迴避型依戀者是極其害怕麻煩的一類人」。遇到麻煩，相比於正常人「兵來將擋，水來土掩」的解決麻煩，他們的第一想法則是避免麻煩。

對於害怕麻煩的他們而言，分手後還要和你主動提出可以做朋友，這樣的言辭表達相當於變相地製造麻煩嗎？假設身為伴侶的你不捨得，也放不下，你大可以用這句話來當作日後恢復聯絡的合理依據。如果真的不想再和你繼續了，他們是絕對不會挖個火坑讓自己跳的。

這種機遇是比較難得的，假設遇到類似的情形，想要修復關係的話，多加把勁，難度相對較低，且更容易上手爭取到和好的局面。當然，如果在你們關係中的安全堡壘沒有建立起來前，所謂「復合」也只是不斷地拉扯和來回的痛苦輪迴罷了。

「最佳復合時機」是存在的嗎？

沒有誰喜歡做別人的附屬品，男女都是如此。

我遇到過很多個案，在想要復合的過程中都遇到過這樣的情況，要麼被分手後馬上挽回，再次被拒；要麼被分手後不知所措，開始切斷聯絡，期待時間能夠修復彼此感情的創傷。

然而無論是主動地不聯絡對方，還是被迫地不聯絡，一旦開始切斷聯絡，會出現諸如下面的心理獨白：

今天是不聯絡的第四天，為什麼這麼難熬啊？

我已經和他斷絕往來一個月了，我快要忍不住聯絡他了，不知道能不能聯絡他？

我跟他已經兩個多月沒有聯絡了，我打算今晚恢復聯絡了，該注意些什麼呢？

當然，除了這些問題，關於「復合時機」，可能還有許許多多的問題。

其實，這些問題不是最重要的，最重要的是結果。90％的人都嘗試過看到對方「懷念舊情」的訊號後繼續挽回，想要恢復感情，結果怎麼樣呢？大部分人都失敗了。要麼斷絕往來沒斷幾天；要麼過程中出現各種亂七八糟的事，打亂了挽回的節奏；要麼斷絕往來一段時間後，對方突然跑來聯絡自己，然後一激動，餓虎一樣撲過去，把對方嚇跑了，於是開始糾結，要不還是放棄吧……

也就是說，大部分人的挽回其實都難以達到期待中的結果。因為壓根不知道最佳的挽回時機是什麼時候，所以在邁出挽回的第一步時，就已經開始了自我否定。

我曾經收到一則私訊，內容如下：

我和交往三年的女朋友分手了，找過她兩次想復合，都被拒絕了，我們保持不慍不火的聯絡。將近半年後，她主動聯絡我，說房東要裝修，要她儘早搬出去。她找我的時候，我正在忙工作上的事情，口氣比較冷淡，說幫她聯絡仲介。

等到了搬家那天中午，她打電話給我，請我幫忙。我說好，可是以什麼身份去？她說，這僅僅是搬家而已。我說，我不再是曾經那個我了。說完了，她沒說話。搬完家後，她就對我的態度就不一樣了，也不願意和我出來見面了。

他明明幫了前女友很大的忙，那為什麼女生還是對他疏遠了？你理解嗎？是因為她生氣嗎？因為沒有去幫她收拾行李和搬家嗎？

我希望看到回答的人都可以思考一下女生生氣的原因，然後再閱讀下去。

如果只是生氣，那例子中的男性（下面我簡稱P先生）之前一定也惹了女生生氣，否則兩人就不會分手了。但明顯女生當下的生氣和之前的生氣是不同的。

前兩次P先生找前女友復合，儘管是侵犯她邊界，不尊重她的，但是這兩次的行為還是在告訴對方，「我喜歡你，想和你在一起。」一般來說，只要談了戀愛，分開不會是突然間的決定，前面一定要經過大半年的時間考慮。所以分手，對她來說是很一件很猶豫的事情。

對被分手的一方來說，如果感到很可惜，甚至會忍不住想去找你，但因為理解下這個決心的不容易，尊重你，答應你不會來聯絡，就是所謂的「不打擾是我最後的溫柔」。「不打擾」不是不愛對方才不聯絡對方，而是表達出你尊重對方。

談戀愛三個月以上的，前任會對你及你們的關係多半有較深的感情牽掛。你真的能夠做到「不打擾」，即使和她再次聯絡，沒有再提感情，這時候效果就產生了，前任會開始懷疑自己的決定。

在這種時候，如果外界的條件發生了變化，比方房東打電話要她搬家，對於一個女生來說，身處的環境變化，她難免會感到有些戀舊。這個時候她想到了你。

在她需要依靠，需要愛護和關注的時候來找你了，這個時候的意思，實際上就是暗示你，她願意給彼此一次機會。如果要復合的話，這是一次絕佳的機會，但同時也是個危機。

處理好的話，和對方的復合可以繞開很多繁瑣而漫長的時間鋪陳，快速復合;沒有處理好的話，你們的關係可能下降到冰點。

那天女生要P先生幫她搬家，其實是個無理要求，畢竟週末P先生也要休息，過去幫她搬家也要花時間。但女生難道不知道這是無理的要求嗎?難道不知道她已經和P先生分手了嗎?

她什麼都知道，但還是打電話給P先生了，這時候如果P先生接起電話說:「你別急，在那邊等我，馬上過去。」這時候對方就有可能會被感動。

因為P先生說這句話時，代表自己站在女生那邊了，替她出頭，為她著想。沒有人會拒絕真正愛自己的人，除非以為你不是真正愛她的。也許會有人跳出來為例子中的P先生打抱不平。

「老師，我認為你說的不對，P先生是喜歡對方的，他特地找前女友兩次復合，之後的大半年裡都保持聯絡，哪有人會和自己不喜歡的前任平白無故聯絡這麼久呢?」

案例中的P先生，在接到女生電話後，一直追問她，「要以什麼身分過去幫她搬家」，讓人感覺僅僅是為了復合，才會幫她。這女生感受得到，P先生那種愛加進了想復合的目的，讓愛變得不那麼純粹:你其實不是站在對方的角度上為她著想的。

因為對方感覺到你的挽回展現出了非常強烈的、從自身角度出發的需求，她就好像是你的附屬物品。沒有誰喜歡做別人的附屬品，男女都是如此。

想給復合機會的人，說話和一般人不太一樣，他們不可能太直接。就如同上面舉的例子，女生沒有直接和你說復合，而是以一些藉口來希望你出面幫忙。

也就是說，在聯絡這麼久之後，她已經開始動搖了，懷疑跟你分手是不是做錯了，開始想念你了，加上外部的因素催化，這背後的意思是「我再給彼此一次機會，我們復合」。

雖然這時候能找同事、同學，再不行還有搬家公司幫忙，但是她來找你了。這個時候心理是這樣的，要跟你復合，自己心裡要說得過去，畢竟已經維持了大半年的不慍不火的聯絡了。對方會認為，其實你對她並不怎麼用心，不像戀愛那時候那樣無微不至地關心她，在對方眼裡就是你沒那麼愛她了。為什麼很多人把握不住「最佳的挽回時機」，原因就在這邊。

核心想法就是對方願意和你復合的關鍵是感受到純粹、不帶有復合目的的愛和關心，不然做得再多，也只是自我感動罷了。

看到此時，對分手後「最佳的復合時機」有體會嗎？別說你們絕對不會做P先生這樣的挽回者，在我諮商經驗中，很多人就是第二個P先生。

孤獨不是生命的初衷

你給出的是愛，豐富的是自己的人生。

有人會問我：「想獲得愛，有錯嗎？」

當然沒錯。每個人都有權利去追求愛。

但每個人真正需要而又無比稀缺的，是真正的愛。這不僅僅是迴避型依戀者真實渴望的，也是所有人在感情方面的需求。

想要滿足這個需求，首先要明白：「真正的愛是什麼？」

歐文·亞隆（Irvin D. Yalom）在《存在主義心理治療》中提到過以下幾個概念。

①關愛另一個人，是以無私的方式與其建立關係：

放下自我意識和自我覺察，在和對方的關係中不要以下面的想法為核心：

・這段關係對我有什麼好處？

・對方怎麼看待我？

關係不是為了尋求讚美、崇拜、性欲的釋放、權力或是金錢。在每一時刻建立關係的只有雙方，不受實際或想像中的監察。人必須以自己的全部與對方建立關係，如果自己有一部分在別處（比如，在考慮關係對關係外的某個人有什麼影響），就可以說關係已經失敗。

②關愛另一個人，意味著要盡可能徹底地瞭解對方，體驗對方的世界。如果一個人能夠無私地和對方建立關係，就能自由體驗對方世界的全部，而不是某個符合某種功利目的的部分。一個人把自己拓展到對方的世界，認識到對方是另一個有感情的存在，對方有著自己的世界。

③關愛另一個人是關心對方的存在與成長。透過真實傾聽得以全面瞭解另

一個人，努力幫助對方在和自己建立關係的時刻充滿生機。

④愛是主動的。成熟的愛是愛人，而不是被愛。一個人把愛付出給另一個人，而不是「陷入」對對方的迷戀中。

⑤愛是人在世界上的存在方式，並不是與某個特定的人建立排他性的、逃避現實的奇妙連結。

⑥成熟的愛來自個體自身的豐富而非貧瘠，來自成長而非匱乏。一個人愛另一個人並不是因為他需要另一個人才會感到存在、感到自己是完整的、能夠逃避可怕的孤獨。以成熟的方式愛人的人已經在其他的時刻、用其他的方式滿足了這些需要。

其中一個很重要的來源是母親對嬰兒的愛，在人的早年注入生命中，過去的愛是力量的源泉，而現在的愛則是擁有力量的結果。

⑦關愛是相互的。一個人若能真正地「轉向他人」，自己也會相應地發生變化。一個人能把對方帶入生命，自己也會變得更充滿生機。

迴避型依戀者兒時的被愛需求沒有被完美滿足，長大後對真正的愛的渴求，就會愈發強烈。迴避型依戀者做不到真正的愛，卻又渴求有人能那麼愛他們，其實這是一件可憐又可恨的事。

說了這麼多，希望大家可以明白，雖然真正的愛是無私、不求回報的，但只要投入了真正的愛之中，就能得到回報。

你會因為「給出愛」而改變，變得更豐富；感到自己被「實現」，孤獨也得以減輕。幸運的話，透過愛上別人，自己同樣也得到了關愛。但是這些回報只源於真正的愛，也不是愛的原因。借用《活出意義來》的作者，奧地利心理治療師、醫學博士維克多．弗蘭克（Viktor E. Frankl）的說法，這些回報是自然產生，無法求得的。

當你開始意識到本身具備愛的能力，無論走到哪裡都會發光發熱，還會因為別人不給你愛而苦惱嗎？你不會。向內探索你內心真正的世界，剩下的就是養育自己，你就能見到更為廣闊的天空。

不再相愛相殺，找回愛的能力。

透過影片
了解更多……

附錄：無須思考也能讀懂的潛台詞

迴避型依戀者們的自我防禦很重，所以很多情況下喜歡用一些「社交辭令」隱藏自己的真實想法。這個時候要透過他們語言的表面，讀懂他們的內心。

以下是不同場合他們的潛台詞，希望對大家有幫助。

一、負面思維

迴避型依戀者：「我變胖了，你看我身份證上的照片都沒以前帥氣了。」
伴侶：「不會啦！你現在胖胖的也很可愛呀。」

迴避型依戀者：「好吧。」

潛台詞：「你剛認識我的時候，明明一直誇我帥的，現在卻說我可愛，一定是覺得我變醜了，才這麼敷衍我。」

迴避型依戀者換位思考的能力是比較差的，很難同理另一半的感受和需求。但他們對於伴侶卻是極其挑剔的，也就是我說的「迴避型依戀者傾向為伴侶貼負面標籤」，有時候對方只是一句玩笑話，他們也會記在心上，並採用負面的思考評價對方，人為破壞相處的舒適度。

二、不願兌現承諾

伴侶：「之前你說過這個月要一起去旅行，你什麼時候有空？」
迴避型依戀者：「我最近工作比較忙，下次吧。」

潛台詞：「沒看到我的工作已經夠多的嗎？一堆事情都做不完，哪裡有心思去玩？看來下次不能輕易承諾了。

絕大部分迴避型依戀者，在沒有和伴侶發生激烈的爭執前，遇事逃避是他們最常見的態度。

他們嘴巴上說「下次」，看似拖延，沒明確拒絕。但相信我，這麼說就意味著他們是絕對不會主動進行這件事了，因為他們的迴避機制已經觸發。

我之前提到過這樣一個概念：「逃避和爆發是迴避型依戀者處理矛盾的慣用手段，逃避相比於爆發來得更為常見。」能躲過去的事情就躲過去，害怕麻煩，害怕改變，是他們經常會呈現出的狀態。

正因為這種表現，所以他們很容易和伴侶鬧僵，到了實在無法逃避的處境時，就會開啟挑毛病般的爆發模式，數落感情中讓他們不舒服的事例，此時的他們和怨婦沒什麼兩樣。

三、對話敷衍

伴侶：「你人呢？」

迴避型依戀者：「剛剛在看電影。」
伴侶：「看什麼電影？」
兩小時過去……
迴避型依戀者：「剛看完。」

潛台詞：「太麻煩了，看什麼電影也要問，我不想聊這個，到時候一定又會說一堆話，明明電影都已經看完了，有什麼好聊。」

我相信這絕對是和迴避型依戀者戀愛時，會遇到的情況。身為伴侶的你們會發現，他們很難和你深入溝通，或長時間溝通，經常會忽視你的提問，一句話就草草帶過，結束話題了。

他們會時不時突然消失幾個小時，等到回覆你，很多時候也沒有耐心回應你的提問，而是把話題「聊死了」。他們非常需要自己的空間，也非常不擅長事無巨細地分享和報備，極度反感每時每刻都黏在一起。

如果迴避型依戀者耐心地回應你的每次提問，說明你對他而言是很重要的，所以不想讓你失望，會儘量看見你的需求，照顧到你的情緒。

四、妒忌多疑

伴侶：「你聽我解釋，我和A只是朋友，我們從小玩到大的，你也知道的。那天我心情不是很好，感覺我們快分手了，所以才和他聊天，你真的多想了。」

迴避型依戀者：「不用多說了，我相信你。」

潛台詞：「你已經不愛我了，我覺得我們是時候分手了。」

由於過往的經歷，迴避型依戀者總覺得自己是卑微的、不值得被愛的。缺乏安全感的他們，容易有妒忌多疑的心理。在他們看來，世界上的其他人，都不比自己更值得被愛。

五、急於回報

伴侶：「這是送給你的生日禮物，你為什麼還不好意思，非要請我吃飯。」

迴避型依戀者：「應該的，這是你應得的。」

潛台詞：「還是快點把『人情債』還了吧，我最不習慣這種虧欠人的感覺了。」

他們喜歡人際交往中平等的相處模式的，不喜歡虧欠人，一旦你有所付出，他們就很想要馬上回報什麼給你。

有讀者在後台私訊我，要我幫他判斷自己的伴侶到底是迴避型依戀者還是人渣。教大家一體適用的判斷依據——觀察對方對你的付出是心安理得，毫無回報地接納，還是會盡力去回報你。

如果你能在和迴避型依戀者相處的過程中，聽懂他們「彬彬有禮」話語下的潛台詞，會對你們之間的親密程度做出更加準確的評估。

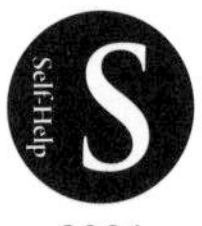

S001

你沒那麼堅強，只是習慣了偽裝

一本親密關係恐懼症 VS. 迴避型依戀者的完全自救指南

作　　者｜蔡蘇燕
封面設計｜謝佳穎
內頁排版｜簡單瑛設
責任編輯｜鍾宜君
印 務 部｜江域平、黃禮賢、李孟儒

出　　版｜晴好出版事業有限公司
總 編 輯｜黃文慧
副總編輯｜鍾宜君
行銷企畫｜胡雯琳
地　　址｜10488 台北市中山區復興北路 38 號 7F 之 2
網　　址｜https://www.facebook.com/QinghaoBook
電子信箱｜Qinghaobook@gmail.com
電　　話｜（02）2516-6892　　傳　　真｜（02）2516-6891

讀書共和國出版集團

社　　長｜郭重興　　發 行 人｜曾大福
業務平臺總經理｜李雪麗　　業務平臺副總經理｜李復民
實體通路暨直營網書組｜林詩富、郭文弘、賴佩瑜、王文賓、周宥騰、范光杰
海 外 組｜張鑫峰、林裴瑤　　特 販 組｜陳綺瑩、郭文龍
發　　行｜遠足文化事業股份有限公司
地　　址｜231 新北市新店區民權路 108-2 號 9F
電子信箱｜service@bookrep.com.tw
郵政帳號｜19504465（戶名：遠足文化事業股份有限公司）
客服電話｜0800-221-029　　團體訂購— 02-22181717 分機 1124
網　　址｜www.bookrep.com.tw
法律顧問｜華洋法律事務所／蘇文生律師
初版一刷｜2023 年 6 月
定　　價｜380 元
I S B N｜978-626-97357-0-9（紙本）
E I S B N｜978-626-97357-5-4（PDF）
｜978-626-97357-6-1（EPUB）

國家圖書館出版品預行編目 (CIP) 資料

你沒那麼堅強，只是習慣了偽裝：一本親密關係恐懼症 VS. 迴避型依戀者的完全自救指南 / 蔡蘇燕著 . -- 初版 . -- 臺北市：晴好出版事業有限公司出版；新北市：遠足文化事業股份有限公司發行，2023.06
224 面；17×23　公分
ISBN 978-626-97357-0-9（平裝）
1.CST: 精神醫學　2.CST: 人格障礙症
415.996　　112006060